Pflege PRAXIS

Jutta König

100 Fehler bei der MDK-Prüfung

Die richtige Vorbereitung – die wichtigsten Kenntnisse – Rechte & Pflichten

5., aktualisierte Auflage

Auf Augenhöhe mit dem MDK

schlütersche

Jutta König ist Altenpflegerin, Pflegedienst- und Heimleitung, Wirtschaftsdiplombetriebswirtin Gesundheit (VWA), Sachverständige bei verschiedenen Sozialgerichten im Bundesgebiet sowie beim Landessozialgericht in Mainz, Unternehmensberaterin, Dozentin in den Bereichen SGB XI, SGB V, Heimgesetz und Betreuungsrecht.

»Je korrekter Sie die Qualitäts-
prüfungen vorbereiten, umso
besser klappt die Durchführung.«

JUTTA KÖNIG

Bibliografische Information der Deutschen Nationalbibliothek
Die Deutsche Nationalbibliothek verzeichnet diese Publikation in der Deutschen Nationalbibliografie; detaillierte bibliografische Daten sind im Internet über http://dnb.de abrufbar.

ISBN 978-3-8426-0829-0 (Print)
ISBN 978-3-8426-9035-6 (PDF)
ISBN 978-3-8426-9036-3 (EPUB)

5., aktualisierte Auflage

Hans-Böckler-Allee 7, 30173 Hannover
buchvertrieb@schluetersche.de
www.schluetersche.de

Gedruckt mit mineralölfrei hergestellten Druckfarben und Strom aus erneuerbaren Energien. Die eingesetzten Klebe- und Bindestoffe entsprechen den derzeitigen Umweltstandards, die vom RAL Institut für Gütesicherung und Kennzeichnung geprüft wurden.

Covermotiv: goodluz – stock.adobe.com
Covergestaltung und Reihenlayout: Lichten, Hamburg
Satz: Sandra Knauer Satz · Layout · Service, Garbsen
Druck und Bindung: Salzland Druck GmbH & Co. KG, Staßfurt

Inhalt

Vorwort

Ich freue mich, Ihnen die 5., aktualisierte Auflage dieses Buches zu präsentieren, denn all die strittigen Punkte und Diskussionen rund um das Thema MDK (Medizinischer Dienst der Krankenversicherung), die Prüfung und die Qualitätsanforderungen sind mir immer wieder ein Anliegen. Und wir sagen endlich – nach 10 Jahren: »Noten ade«.

Bereits in den vergangenen Auflagen habe ich Ihnen hoffentlich deutlich machen können, wie wichtig Kenntnisse im Bereich der Qualitätsprüfungen sind. Durch die neuen Qualitätsprüfungs-Richtlinien (QPR) in 2019 sind weitere Neuerungen hinzugekommen.

Info
Die Prüfer werden auch weiterhin anhand eines einheitlichen Bewertungssystems ihre Bewertung vergeben. Doch die Bewertungssystematik ist nun eine gänzlich andere ist als die der letzten 10 Jahre! Darauf sollten Sie vorbereitet sein!

Dieses kompakte Buch kann keine gute Prüfung garantieren, aber es soll Ihnen zeigen,

- welche Gesamtzusammenhänge es gibt,
- welche Notwendigkeiten und Erfordernisse und
- welche Rechte und Pflichten die Einrichtungen als Beteiligte haben,
- was in der Prüfung schiefgehen kann und
- welche Besonderheiten Sie bei der Vorbereitung und Durchführung einer Qualitätsprüfung beachten müssen.

Während die Prüfungsergebnisse des MDK bis 2009 nicht direkt vergleichbar waren, danach 10 Jahre lang Noten vergeben wurden, die am Ende alle bei 1,x lagen, wird heute ein neues Prüfverfahren angewendet. Dieses hat gravierende Änderungen für alle Beteiligten zur Folge.

Dieses Buch hilft Ihnen dabei, Qualitätsprüfungen möglichst korrekt vorzubereiten und zu durchlaufen. Es gibt Ihnen mehr Sicherheit im Umgang mit den MDK- und PKV-Prüfern und kann dafür sorgen, dass Sie gute Ergebnisse sichern können.

Januar 2020 Jutta König

Info

Der Einfachheit halber bezeichne ich die »QUALITÄTSPRÜFUNGS-RICHTLINIEN FÜR DIE VOLLSTATIONÄRE PFLEGE (QPR vollstationär) Richtlinien des GKV-Spitzenverbandes über die Durchführung der Prüfung der in Pflegeeinrichtungen erbrachten Leistungen und deren Qualität nach § 114 SGB XI für die vollstationäre Pflege vom 17. Dezember 2018« einfach als **QPR vollstationär**.

Wenn ich vom **MDK** spreche, meine ich gleichermaßen auch die Prüfteams der privaten Krankenversicherung (PKV).

1 Die Prüfung

1. Fehler: Annahme, nur der MDK dürfe prüfen

Immer noch begegnet mir in meiner Praxis Unwissenheit um das Thema Qualitätsprüfung und Pflegeversicherung Das ist bei den Pflegekräften nicht verwunderlich. Leider verfügen sie oft nicht über die entsprechenden Informationen, weil sie von den Vorgesetzten nicht entsprechend ins Bild gesetzt werden. Aber bei den Leitungskräften wundert mich das mitunter schon. Ich höre von Qualitätsmitarbeitern oder Leitungskräften selbst heute noch, dass sie nicht wüssten, ob und wie man an die Prüfgrundlagen herankommt ...

> **Info**
> Alle Unterlagen rund um die Qualitätsprüfung bekommt man beim MDS direkt. Entweder unter der Homepage https://www.mds-ev.de/themen/pflegequalitaet/qualitaetspruefungen.html oder per Post beim MDS, Theodor-Althoff-Straße 47, 45133 Essen.
> MDS steht übrigens für »Medizinischer Dienst des Spitzenverbandes Bund der Krankenkassen«).

Seit 2013 dürfen auch die Privatkassen Prüfungen durchführen. Jede Einrichtung kann also wie bisher vom MDK oder von Prüfern der Privaten Krankenversicherung (PKV-Prüfdienst) geprüft werden. Das ist eine Alternative, keine Doppelprüfung! Die Prüfgrundlagen sind identisch.

2. Fehler: **Annahme, der MDK melde sich zur Prüfung immer an**

Viele Jahre lang meldete sich der MDK bei ambulanten Einrichtungen immer einen Tag vorher zur Prüfung an. Bei stationären Einrichtungen gab es keine Vorankündigung. Seit dem 1. November 2019 wird die Prüfung stationär einen Tag vorangekündigt, ambulant zwei Tage[1]. Das darf aber kein Fax am Samstag oder Sonntag sein, mit der die Prüfung am Montag angekündigt wird! Es sind nur Fristen von montags bis freitags möglich (gemäß § 193 BGB).

Die Anmeldefristen haben Vor- und Nachteile. Der Vorteil: Alle Einrichtungen haben einen zeitlichen Vorteil. Man kann schauen, wer im Dienst ist und wer ggf. noch aus dem Frei gebeten werden muss. Auch die Leitungskräfte können von einer Sitzung fernbleiben, ihr Frei absagen etc., ihre Listen vorbereiten und nochmal kurz nach dem Rechten schauen.

Nachteilig ist, dass sich Einrichtungen und Mitarbeiter am Tag vor der Prüfung in einer Art Ausnahmezustand befinden, bis die Prüfer endlich anrücken.

Die aktuell noch jährliche Regelprüfung wird immer angekündigt. Aber Anlassprüfungen erfolgen nach wie vor unangekündigt.

Anlassprüfungen kann es geben nach Beschwerden von Kunden, Mitarbeitern, Zulieferern, Ärzten etc. Und stationär natürlich auch, wenn die Qualitätsindikatoren in einigen Bereichen unterdurchschnittliche Werte zeigen.

---

1 Büscher A, Wingenfeld K et al. (2018): Entwicklung der Instrumente und Verfahren für Qualitätsprüfungen nach §§ 114 ff. SGB XI und die Qualitätsdarstellung nach § 115 Abs. 1a SGB XI in der ambulanten Pflege. Abschlussbericht vom 20. 8. 2018, S. 67. Im Internet: www.pflege-prozess-beratung.de/wp-content/uploads/2019/01/Abschlussbericht-Qualit%C3%A4tspr%C3%BCfung-ambulant.pdf

Sieht bspw. das Ergebnis wie folgt aus, wird eine Prüfung nicht lange auf sich warten lassen:

4. Dekubitusentstehung
   a) bei Bewohnern mit geringem Risiko, einen Dekubitus zu entwickeln ●●●
   b) bei Bewohnern mit hohem Risiko, einen Dekubitus zu entwickeln ●●

5. Schwerwiegende Sturzfolgen
   a) bei Bewohnern, die nicht oder nur wenig geistig beeinträchtigt sind ●●
   b) bei Bewohnern, die erheblich oder schwer geistig beeinträchtigt sind ●●●

6. Unbeabsichtigter Gewichtsverlust
   a) bei Bewohnern, die nicht oder nur wenig geistig beeinträchtigt sind ●●
   b) bei Bewohnern, die erheblich oder schwer geistig beeinträchtigt sind ●●

Fazit **Unterdurchschnittliche Ergebnisse setzen Handlungen in Gang**

Sind die Ergebnisse der internen Qualitätsindikatoren insbesondere im Risikobereich unter dem Schnitt, muss die Kasse als Vertragspartner handeln und eine Prüfung beauftragen. Ganz abgesehen davon, dass auch die für die Heimaufsicht zuständige Behörde sich vermutlich ebenso für die Ergebnisse interessiert.

3. Fehler: **Annahme, es gäbe keine nächtlichen Prüfungen**

Nächtliche Prüfungen sind grundsätzlich statthaft, wenn das Prüfergebnis nur in der Nachtzeit festgestellt werden kann. Die QPR ist Bestandteil der Prüfgrundlage und ermöglicht dieses bisher nur von der Heimaufsicht praktizierte Vorgehen auch dem MDK: »*Eine Prüfung zur Nachtzeit ist auf die Fälle zu begrenzen, in denen das Ziel der Qualitätssicherung zu anderen Tageszeiten nicht erreicht werden kann.*« (QPR, S. 7)

Dies kann erforderlich sein, wenn es z. B. Hinweise darauf gibt,
- dass die Versorgungssituation der Versicherten in der Nacht nicht sichergestellt ist,
- wenn die Pflegebedürftigen nicht ausreichend gelagert werden,
- wenn zu wenige Mitarbeiter im Dienst sind, um die Pflege sicherzustellen,
- wenn vereinbarte Leistungen nicht oder unzureichend erbracht werden etc.

Was tut aber nun der Nachtdienst, wenn es um 23:00 Uhr an der Vordertür klingelt?

Tipp

Ich rate allen Nachtdiensten: Öffnen Sie niemandem die Tür, den sie nicht selbst gerufen haben (Notarzt, Rettungsdienst etc.)! Alle unverhofften Gäste müssen warten, bis Ihr Chef kommt.

Wenn es also nachts klingelt und MDK-Mitarbeiter vor der Tür stehen, reicht der Blick auf die Ausweise nicht. Wer gibt Ihnen die Garantie, dass diese Ausweise nicht gefälscht sind? Wissen Sie, wie ein echter Ausweis aussieht?

Lassen Sie die Tür also geschlossen und informieren Sie die Gäste darüber, dass Sie nun zunächst Ihren Chef aus dem Bett klingeln müssen.

Stehen die Gäste noch vor der Tür, wenn der Vorgesetzte kommt, sind es wohl MDK-Mitarbeiter. Sind sie aber weg, waren es evtl. keine MDK-Mitarbeiter oder aber solche mit wenig Geduld.

Fazit **Informieren Sie unverzüglich Ihren Chef!**

Gehen Sie nie davon aus, dass Ausweise echt sind. Außerdem: Die Nachtdienste müssen sich außerdem um die Bewohner kümmern. Sie können und sollen keine Auskünfte erteilen, sondern schlicht und einfach den Chef bzw. dessen Stellvertreter(in) benachrichtigen.

4. Fehler: Die Prüfer wählen willkürlich einen Pflegebedürftigen aus

Sowohl aus ambulanten als auch aus stationären Einrichtungen höre ich immer wieder, dass die Prüfer sich in der Vergangenheit einfach einen Versicherten herausgesucht und dessen Pflegedokumentation überprüft hätten. In ambulanten Diensten baten die Prüfer um alle Akten der Kunden, damit sie sich entsprechende Dokumentationen heraussuchen könnten. Stationär verlief die Auswahl der Kunden oft genug nach einer Risikoliste: Die Prüfer erhielten eine Liste der Kunden mit Pflegegrad und Pflegerisiko (z. B. Katheter, Dekubitus, Untergewicht etc.) und wählten danach aus.

Es kam auch vor, dass Prüfer bei ihrem Rundgang in stationären Einrichtungen einfach einen Pflegebedürftigen begutachteten und dessen Akte prüfen wollten.

Info

Lassen Sie nicht zu, dass ein Bewohner, der nicht mehr (adäquat) für sich sprechen oder seine Wünsche und Bedürfnisse anzeigen kann, einfach in seinem Zimmer aufgesucht wird. Dass er dort möglicherweise auch noch untersucht und seine Dokumentation überprüft wird, ohne dass sein Einverständnis oder das seines gesetzlichen Vertreters vorliegt.

Das gilt auch für den ambulanten Bereich. Wenn Prüfer einfach vor der Tür des Versicherten stehen und ihn oder seine Angehörigen »überrumpeln« oder von Ihnen Akten haben wollen, die im Dienst aufbewahrt werden.

Natürlich sind Mitarbeiter der ambulanten Dienste nicht immer vor Ort. Aber sie können professionell beraten und ihren Kunden von der ersten Minute an auf seine Rechte hinweisen. Er hat auch Rechte gegenüber der Institution des MDK.

Schon ein einziger Pflegebedürftiger, der vorher nicht um Erlaubnis gefragt wurde, ist einer zu viel. Der Mensch, um den es geht, muss mit der Überprüfung einverstanden sein. Wenn er nicht selbst entscheiden kann, muss es der gesetzliche Vertreter oder sein Bevollmächtigter tun.

Die Auswahl der Kunden erfolgt im neuen Prüfsystem nach komplett neuem Muster:

Stationäre Einrichtungen

Sechs Bewohner werden durch die Datenauswertungsstelle (DAS) gewählt, dem aQua Institut, bei dem alle vollstationären Einrichtungen registriert sind und ihre Daten anhand des Erhebungsbogens (98 Fragen) halbjährlich melden. Der Pflegekassenverband fragt also vor einer Prüfung bei der DAS an und erbittet die Nummern der zu wählenden Bewohner. Die DAS sendet dann sechs Nummern (plus je drei Ersatznummern) von Bewohnern, in drei Gruppen aufgeteilt:

1. Gruppe A: Personen, die im Begutachtungsmodul Bereich der Mobilität und im Bereich der Kognition/Kommunikation mindestens erhebliche Beeinträchtigungen aufweisen (= BI-Modul 1 mehr als 4 Punkte und Modul 2 eben 6 und mehr Punkte)
2. Gruppe B: Personen, die im Bereich der Mobilität mindestens erhebliche Beeinträchtigungen aufweisen (Modul 1 mindestens 4 Punkte), aber keine oder eine geringe Beeinträchtigung der kognitiven und kommunikativen Fähigkeiten (Modul 2 eben 5 und weniger Punkte)
3. Gruppe C: Personen, die im Bereich der Mobilität keine oder eine geringe Beeinträchtigung aufweisen (Modul 1 weniger als 4 Punkte), aber mindestens erhebliche Beeinträchtigungen der kognitiven und kommunikativen Fähigkeiten (Modul 2 mindestens 6 Punkte).

Hat eine Einrichtung noch nicht an die DAS gemeldet, werden die Bewohner dennoch nach diesen Gruppen, aber eben vom MDK, gewählt.

Weitere drei Bewohner wählen die Prüfer anhand des Erhebungsreports. Der Erhebungsreport ist die Pseudonymisierungsliste der Bewohner, die nur in der Einrichtung vorliegt. Auf dieser Liste werden auch die nicht an die DAS gemeldeten Bewohner, die sogenannten **Ausschlussbewohner,** nummerisch erfasst. Aus dieser Liste wählt dasMDK-/PKV-Prüfteam drei Bewohner aus. Die Auswahl dieser drei Bewohner geschieht per Zufall anhand Zufallszahlen (vgl. QPR, S. 14). Denn die Prüfer müssen hier eine Plausibilitätsprüfung machen, ob die Bewohner auch korrekt ausgeschlossen wurden.

Ambulante Dienste

Eine verabschiedete QPR lag bei Redaktionsschluss dieses Buches noch nicht vor. Aber es ist davon auszugehen, dass die Empfehlungen aus dem

Abschlussbericht[2] wie bei den stationären Einrichtungen auch, Eingang in die neue QPR finden werden.

Die Auswahl soll auch hier nach Gruppen geschehen:
1. Gruppe A: Personen, die im Bereich der Mobilität und im Bereich der Kognition/Kommunikation erhebliche Beeinträchtigungen aufweisen
2. Gruppe B: Personen, die im Bereich der Mobilität mindestens erhebliche Beeinträchtigungen aufweisen, aber keine oder eine geringe Beeinträchtigung der kognitiven und kommunikativen Fähigkeiten haben
3. Gruppe C: Personen, die im Bereich der Mobilität keine oder eine geringe Beeinträchtigung aufweisen, aber mindestens erhebliche Beeinträchtigungen der kognitiven und kommunikativen Fähigkeiten haben

Drei weitere Personen wählt das Prüfteam per Zufall. Wobei gezielt nach Kunden mit aufwändigen SGB V-Leistungen geschaut werden soll.

Tagespflege

Auch für die Tagespflege liegen die Entwürfe aus dem Abschlussbericht[3] bereits seit längerem vor, aber eine QPR ist noch nicht verabschiedet.

In der Tagespflege soll ebenfalls die Prüfung einen Tag vorangemeldet werden und insgesamt sechs Kunden geprüft werden. Hier wird auf Gruppenbildung verzichtet und einfach nur sechs der Anwesenden Tagesgäste ausgewählt.

Da die Prüfer einen guten Blick auf die Gäste werfen können, ist klar, dass sie sich wohl Tagesgäste aussuchen, bei denen Handicaps (Fehlstellungen der Extremitäten oder Kognitionseinbußen) oder pflegerelevante Risiken (Dekubitus- Sturzgefahr o.ä.) offensichtlich sind.

---

[2] Ebd.

[3] Wingenfeld K et al. (2018): Entwicklung der Instrumente und Verfahren für Qualitätsprüfungen nach §§ 114 ff. SGB XI und die Qualitätsdarstellung nach § 115 Abs. 1a SGB XI in der stationären Pflege. Abschlussbericht: Darstellung der Konzeptionen für das neue Prüfverfahren und die Qualitätsdarstellung vom 3. September 2018, S. 251ff.

5. Fehler: Den Angehörigen wird generell ein Entscheidungsrecht eingeräumt

Wenn ein Pflegebedürftiger nicht mehr selbst für sich sprechen kann, werden häufig seine Angehörigen hinzugezogen. Insbesondere in der ambulanten Versorgung ist die Zusammenarbeit mit den Angehörigen sehr eng. Sie bestimmen oft, was mit dem Pflegebedürftigen geschieht, welche Versorgung er erhalten soll etc. Aber auch in stationären Pflegeeinrichtungen erfahre ich immer wieder hautnah, wie lax mit der Vertretungsregelung umgegangen wird.

Zieht ein Bewohner ein und ist er zunächst noch rüstig, so wird über das Thema **Vertretungsregelung** oder **Vollmacht** nicht gesprochen. Der Bewohner ist schließlich noch fit. Man sieht schlichtweg keine Notwendigkeit, eine Vorsorgeregelung zu treffen.

Wird der Bewohner aber hinfälliger und hilfsbedürftiger, werden schnell die Angehörigen hinzugezogen. Mit ihnen werden Vorgehensweisen, Behandlungen und Therapien besprochen. Dass einige dieser Entscheidungen durchaus rechtlich bedenklich sind, wird dabei oft vergessen.

Nur der Mensch, den es betrifft (also der Pflegebedürftige) oder sein Bevollmächtigter oder Betreuer hat Entscheidungsmöglichkeiten. Das gilt auch für die Überprüfung durch MDK-/PKV-Prüfteams. Ohne Zustimmung einer berechtigten Person gibt es keine Überprüfung des Versicherten.

Fazit **Ein Angehöriger hat kein generelles Bestimmungsrecht**

Er ist »nur« ein Angehöriger, aber nicht automatisch berechtigt, Entscheidungen für den Pflegebedürftigen zu treffen. Das ist er erst, wenn er über eine Vorsorgevollmacht, eine Generalvollmacht oder eine Betreuungsvollmacht verfügt. Liegt keine dieser Regelungen schriftlich vor, kann der Angehörige nichts bestimmen.

6. Fehler: Die Prüfer rufen die Kunden selbst an

Immer wieder höre ich von meinen Kunden, dass die Prüfer bei der Prüfung selbst zum Telefon greifen möchten. Das geht aber nicht. Denn die Prüfer haben kein Recht auf Einsicht in Daten, solange der Pflegebedürftige nicht zugestimmt hat, dass er in die Prüfung einbezogen wird. Es geht doch den Prüfer nichts an, dass die Pflegebedürftige Irma König heißt und ihre Tochter Jutta die Betreuerin ist.

Tipp

Ist ein Pflegebedürftiger vom Prüfteam ausgewählt, ruft die Leitung der Einrichtung ihren Kunden an und erklärt den Sachverhalt. Dann gibt sie das Telefon weiter an die Prüfer.

7. Fehler: Eine mündliche Zustimmung des Pflegebedürftigen wird als ausreichend betrachtet

In der Vergangenheit genügte es Prüfern häufig, dass die mündliche Zustimmung des Pflegebedürftigen oder einer berechtigten Person vorlag. Das geht aber seit mindestens 2014 nicht mehr und wird auch in der neuen QPR noch einmal verdeutlicht:

»§ 8. Abs. 3 Einwilligung
Die Einwilligung der versorgten Person nach § 114a Absatz 3a SGB XI kann erst nach Bekanntgabe der Einbeziehung der in Augenschein zu nehmenden Person in die Qualitätsprüfung erklärt werden und muss in einer Urkunde oder auf andere zur dauerhaften Wiedergabe in Schriftzeichen geeignete Weise gegenüber dem Prüfteam abgegeben werden, die Person des Erklärenden benennen und den Abschluss der Erklärung durch Nachbildung der Namensunterschrift oder anders erkennbar machen (Textform)…ist eine rechtzeitige Einholung der Einwilligung in Textform nicht möglich, so genügt ausnahmsweise eine mündliche Einwilligung…« (QPR vollstationär, S. 10).

Fazit **Lassen Sie die Ausnahme nicht zur Regel werden**

Die Prüfer sollen ihrer Pflicht nachkommen und versuchen, die Unterschrift zu erwirken, spätestens dann, wenn sie beim Pflegebedürftigen vor Ort sind. Wie gesagt: Eine mündliche Einwilligung ist nur eine Ausnahme, nicht die Regel.

8. Fehler: Die Einwilligung wird bereits vorher eingeholt

Es gibt Einrichtungen, die die Kunden/Pflegebedürftigen schon im Vorfeld von Prüfungen informieren und sich die Einwilligung oder Ablehnung einholen. Ich kenne sogar stationäre Einrichtungen, die diese Einwilligung/ Ablehnung als Vordruck zum Heimvertrag mit aushändigen. Das ist im Zweifel vergebliche Mühe. Die Einwilligung muss aktuell am Prüftag eingeholt werden, ebenso auch die Ablehnung. Das macht die neue QPR (§ 8 Absatz 3): *»Die Einwilligung der versorgten Person nach § 114a Absatz 3a SGB XI kann erst nach Bekanntgabe der Einbeziehung der in Augenschein zu nehmenden Person in die Qualitätsprüfung erklärt werden.«*

9. Fehler: Annahme, jeder Kunde könne in die Prüfung einbezogen werden

Zum einen werden seit einigen Jahren nicht mehr nur die gesetzlich Versicherten, sondern auch die Privatversicherten mit geprüft. Außerdem: »Es können Versicherte der sozialen und der privaten Pflegeversicherung einbezogen werden«, heißt es in den QPR unter § 8 Abs. 1.

Dennoch werden nicht alle Kunden in die Prüfung miteinbezogen:

- Es handelt sich um eine Prüfung nach § 114 SGB XI. Das bedeutet, reine SGB V-Kunden können ambulant nicht nach diesem Prüfkatalog werden. Aber: In Kombination mit SGB XI-Leistungen wird auch der SGB V-Kunden geprüft.

- Kunden, die nicht pflegebedürftig sind, können weder stationär noch ambulant in eine Prüfung einbezogen werden. Es ist eine Prüfung nach SGB XI und wer nicht pflegebedürftig ist, fällt nicht darunter.

10. Fehler: **Bei einer Anlassprüfung wählen die Prüfer die Pflegebedürftigen selbst aus**

Prüfungen können anlassbezogen sein. Solche Anlässe sind mitunter auch Beschwerden oder Hinweise von anderen Institutionen (Heimaufsicht, Krankenhaus, Ärzte etc.) oder von pflegenden Angehörigen, von den Versicherten selbst oder auch von scheidenden Mitarbeitern der Einrichtungen. Oder eben bei stationären Einrichtungen künftig auch die Ergebnisse der Qualitätsindikatoren. Das aber ändert nichts am Verfahren selbst.

»Das Stichprobenverfahren bei Anlass- bzw. Wiederholungsprüfungen wird grundsätzlich analog zum Verfahren für die Regelprüfung durchgeführt« (QPR, S. 17). Das bedeutet, die Prüfer können sich nicht einfach eine Namensliste der Pflegebedürftigen geben lassen und frei wählen. Sie haben die Auswahl entsprechend der QPR zu tätigen. Weiter heißt es in den QPR: *»Da im Verfahren zur Stichprobenziehung vorgesehen ist, einen Teil der Stichprobe (drei Personen) in der Einrichtung durch das Prüfteam auszuwählen, kann bei Anlassprüfungen der Anlass oder der bemängelte Qualitätsaspekt in die Stichprobe aufgenommen werden, indem vom Prinzip der Zufallsauswahl abgewichen wird.«*

Wichtig **Abweichungen sind die Ausnahme**

Wie in der Regelprüfung auch, werden auch in der Anlassprüfung nur drei Kunden per Zufallsauswahl von Prüfern gewählt. Gibt es Pflegefehler, wird diese Stichprobe allerdings auf bis zu neun Kunden erweitert.

Außerdem gilt: Die Akte des Pflegebedürftigen darf aber nicht einfach herausgegeben werden, auch wenn der Pflegebedürftige der Anlass einer Prüfung ist. Entweder der Pflegebedürftige, sein Bevollmächtigter oder Betreuer stimmen der Akteneinsicht zu oder die Pflegedokumentation wird nicht an die Prüfer weitergegeben. (▶ 5. Fehler: Den Angehörigen wird generell ein Entscheidungsrecht eingeräumt)

11. Fehler: **Die Prüfer dürfen sich im Haus frei bewegen**

Die Prüfer werden bei einer Prüfung immer auch die Einrichtung sehen wollen. Da ist bei ambulanten Einrichtungen außer den Büroräumen möglicherweise nicht viel zu sehen. Aber je größer ein Dienst ist, desto mehr Räume wird dieser haben, vielleicht auch Pausen-, Ruhe- und/oder Aufenthaltsräume für die Mitarbeiter.

Eine stationäre Einrichtung hat eine Vielzahl von Räumen, die zwar Bestandteil der Einrichtung, aber nicht zwangsläufig des laufenden Betriebes sind. Dazu gehören die Pausen-, Ruhe- und Aufenthaltsräume, privat genutzte Räume oder vermietete Räume auf dem Gelände.

Aber: Zur Prüfung gehört eine Sichtung der Räume, die zur Erfüllung des Versorgungsvertrages gehören und natürlich möchten sich Prüfer einen Eindruck verschaffen. Die oben genannten Räume sind **nicht** Bestandteil des Versorgungsvertrages und somit auch nicht Teil der Prüfung.

Auch bei Lagerräumen muss unterschieden werden: Ein Lagerraum der Küche ist nicht Bestandteil der Qualitätsprüfung, während der Aufbewahrungsort der Hilfs- und Pflegehilfsmittel durchaus dazugehört. Die gemeinschaftlich genutzten Badezimmer in einem Pflegeheim sind Bestandteil einer Prüfung. Die Dusche im Mitarbeiterumkleideraum ist dagegen tabu. Die Dienstzimmer sind wiederum Bestandteil einer Prüfung, der Pausenraum der Mitarbeiter nicht.

Natürlich stellen sich viele Einrichtungen auf den Standpunkt: »Wir haben nichts zu verbergen«, aber man sollte immer wissen, was Recht ist, um es im Bedarfsfall anwenden zu können.

Fazit **Unterscheiden Sie zwischen »privat« und »dienstlich«**

Alle privat genutzten Räume sind tabu, alle Geschäftsräume und Lagermöglichkeiten können Bestandteil der Prüfung sein.

12. Fehler: **Die Prüfer gehen allein zum Pflegebedürftigen**

Im Katalog der neuen vollstationären Qualitätsprüfung gibt es keine Fragen mehr, die der Prüfer allein mit dem Pflegebedürftigen klären müsste. Es gibt auch keine Zufriedenheitsbefragung mehr. Das muss zur Folge haben, dass kein Prüfer allein zum Pflegebedürftigen geht.

In der neuen Qualitätsprüfung geht es um Versorgungsergebnisse beim Pflegebedürftigen. Es geht darum, ob die Einrichtung bzw. die Mitarbeiter der Einrichtung ihren Versorgungsauftrag beim Kunden erfüllen. Dazu gehören eine individuelle und bedürfnisgerechte Versorgung. Will der Prüfer das Ergebnis am Pflegebedürftigen sehen, ist immer eine Leitungs- oder Pflegekraft dabei.

Es macht auf alle Fälle Sinn, dass es bei der Prüfung eine 1:1-Betreuung gibt, das »Kräfteverhältnis« muss ausgeglichen sein. Die Prüfer gehen, außer zur Toilette, nirgends allein hin.

Haben die Prüfer die Prüfung der Pflegebedürftigen beendet, ziehen sie zur Beratung zurück. Dieses Teamgespräch ist in den QPR vollstationär in Anlage 7 aufgenommen und hinsichtlich seiner Struktur beschrieben.

13. Fehler: Die Leitungskräfte bereiten sich nicht auf die Prüfung vor

Prüfungen bedeuten oft eine Ausnahmesituation für die Einrichtung und ihre Mitarbeiter. Stress, Angst und Unsicherheit sind nicht selten die Wegbegleiter. Ich kann niemandem die Angst nehmen, aber eine Prüfung ist nicht halb so schlimm, wie von einigen befürchtet. In der Regel bevorzugen die Prüfer ebenfalls eine gute Zusammenarbeit und erwarten Kooperation von der Einrichtung.

Die beteiligten Leitungskräfte sollten sich daher anhand des aktuellen Prüfkataloges vorbereiten. Bei der Prüfung sollte dieser Erhebungsbogen sowie die Erläuterungen zu den Qualitätsaspekten vor ihnen liegen. Das verschafft Sicherheit und der Ablauf der Prüfung lässt sich besser verfolgen. Wird eine Frage gestellt, so kann immer rückgefragt werden, wo diese Frage im Katalog steht. Das verschafft Zeit und Sicherheit und hilft, die Prüfer im vorgegebenen Rahmen zu halten. Nicht selten werden viele Fragen über den geltenden Fragenkatalog hinaus gestellt, die die Leitungskräfte aber nicht zwingend beantworten müssen.

Andererseits sollten die Leitungskräfte auch das kommentieren, was die Prüfer einfordern oder als Bewertung äußern. Wenn ein Prüfer feststellt, dass die Pflegevisiten zu selten durchgeführt werden, stellt sich die Frage, ob die Häufigkeit der Pflegevisiten überhaupt verbindlich geregelt ist, und wenn ja, wo.

Oft werden die Pflegedokumentation ausgewertet und dazu bestimmte Feststellungen getroffen, z. B. über die Häufigkeit von Berichtseinträgen oder Evaluation der SIS® oder Pflegeplanung. Hier sollte ebenfalls zur Richtigstellung beigetragen werden, indem man sich an der Grundlage der MDK-Prüfung orientiert, inkl. der Anleitung zur Prüfung.

Natürlich soll nicht jeder Satz, den man den Prüfern gegenüber äußert, beginnen mit: »Wo steht das?« Andererseits muss sich niemand den Mund verbieten lassen. Hier gilt der alte Spruch: Wie man in den Wald hineinruft, so schallt es heraus. Unsicherheit und Angst sind schlechte Wegbegleiter.

Wer Angst vor der Prüfung hat oder unsicher ist, macht Fehler und ist mitunter ein gefundenes Opfer für spezielle Prüfer. Insofern ist es zwingend erforderlich, dass die Leitungskräfte mit einem entsprechenden Wissen und dem gültigen Prüfkatalog offen und kooperativ in die Prüfung starten.

Tipp

Nutzen Sie die Prüffragen, die Qualitätsaspekte, als Pflegevisite. Das ist eine gute Vorbereitung für die Leitung und die Mitarbeiter.

14. Fehler: **Annahme, der MDK könne Einrichtungen schließen**

Es gibt eine ganze Reihe von Mythen rund um die MDK-Prüfung. Wie oft höre ich, dass der MDK dieses oder jenes gesagt habe, dass er dieses und jenes gefordert habe, dass der MDK sogar Einrichtungen geschlossen habe.

Dass sehr viel über den MDK gesprochen wird, ist klar. Dass die Mitarbeiter des MDK nicht annähernd so schlimm sind wie ihr Ruf, auch.

Kein MDK kann eine Einrichtung schließen. Das Schließen einer Einrichtung ist ein Verwaltungsakt, den weder MDK noch Pflege- oder Krankenkasse erreichen und durchsetzen können. Das kann nur die Heimaufsicht, die den Heimbetrieb ganz oder teilweise untersagen kann. Die Heimaufsicht hat somit viel weitreichendere Möglichkeiten, vom Erlass eines Bußgeldes über die Absetzung der Leitung bis hin zum Belegungsstopp und Schließung einer Einrichtung.

Der MDK hingegen prüft und gibt seinen Bericht an die Pflegekassenverbände weiter. Im ambulanten Bereich erhalten die Pflegekassen der geprüften Kunden die Berichte.

Fazit **Entzug des Versorgungsvertrags**

Der Pflegekassenverband überlegt, ob die Einrichtung den Versorgungsvertrag erfüllt. Wenn nicht, wird die Einrichtung aufgefordert, die Mängel binnen einer Frist zu beseitigen. Erst wenn die Einrichtung sich nicht in die richtige und dem Versorgungsvertrag entsprechende Richtung bewegt, droht die Kasse mit dem Entzug des Versorgungsvertrags. Das wiederum darf mit einer Schließung nicht verwechselt werden.

15. Fehler: Annahme, nach schlechtem Prüfungsergebnis sei der Versorgungsauftrag weg

So viele Geschichten sich um Schließungen ranken, so viele gibt es auch um das Thema «Versorgungsvertrag«. Es wird erzählt, die Pflegekassen seien nicht zimperlich. Es gäbe zu viele Pflegeeinrichtungen und manche Pflegekassen würden über eine MDK-Prüfung den Markt bereinigen wollen.

Wenn die MDK-Prüfer nun bei der Prüfung erhebliche Mängel feststellen, werden sie diese im Prüfbericht vermerken. Dieser Bericht geht den Pflegekassenverbänden zu und diese müssen schauen, was nun zu tun ist. Es ist schließlich auch Aufgabe einer Pflegekasse, die Pflege der Pflegebedürftigen sicherzustellen. Insofern hat die Pflegekasse natürlich die Aufgabe, die Dienstleister zur Ordnung zu rufen, wenn die Versorgungsverträge und die gemeinsam vereinbarten Qualitätsniveaus nicht eingehalten werden.

Die Pflegekasse gibt der Einrichtung zunächst immer eine Chance, sich zur Prüfung zu äußern und klarzustellen, was, wie und warum schiefgelaufen ist oder ob möglicherweise Dinge anders interpretiert werden müssen.

Ich selbst erlebte eine Prüfung, in der eine Prüferin einen falschen Schluss zog. Sie hatte die fest geschlossene, weil kontrahierte Hand (Krallenhand) einer Bewohnerin leicht geöffnet und festgestellt, dass die Finger fest in die Handfläche gedrückt waren und einen Dekubitus »bis auf das rohe Fleisch« diagnostiziert. Das schilderte sie allerdings erst beim Abschlussgespräch, sodass den Beteiligten keine Gelegenheit blieb, mit der Prüferin zusammen bei der Bewohnerin nachzuschauen. Bei der sofort nach der Prüfung durchgeführten Kontrolle der Hand fand sich eine völlig intakte Haut. Man kann der Prüferin keinen Vorwurf machen. Sie wollte der Bewohnerin keine Schmerzen zufügen und öffnete deshalb die Hand wohl nicht weit genug. Die Hand war verschwitzt und die Haut faltig. Deshalb kam die Gutachterin zu einem falschen Resultat.

Diese Sache, die natürlich als grober Pflegefehler im MDK-Bericht auftauchte, konnte bei der Kasse klargestellt werden, auch weil der Hausarzt direkt am Abend nach der Prüfung zur Visite kam und seinerseits die intakte Haut bestätigen konnte. Dies ist ein Fall, der nicht alltäglich ist. Er zeigt aber: Menschen können sich irren.

16. Fehler: **Annahme, die Prüfer wüssten es besser**

Prüfer gehen immer mit der Erfahrung an die Arbeit, die sie bis dato gesammelt haben. Es gibt auch Prüfer, die niemals selbst ambulant tätig waren und die Abläufe nur aus Prüfsituationen kennen. Sie fordern deshalb mitunter Dinge, die es nicht geben muss. Umgekehrt wird einem Prüfer mit langjähriger Erfahrung im ambulanten Dienst die entsprechende Grundhaltung zur stationären Altenhilfeeinrichtung fehlen.

Zudem sind die Prüfer trotz Schulung nicht unfehlbar. Das zeigten die Testprüfungen im Jahr 2018[4] zeigten:

- Bei 11 der 23 Bewertungen kamen die Prüfer zu einer unterschiedlichen Bewertung.

---

[4] Wingenfeld et al. 2018, S. 136 ff.

- Bei 37 der 115 unterschiedlichen Bewertungen der Qualitätsaspekte wurde von den beiden Prüfern in Bezug auf die gleiche Situation ein unterschiedlicher Sachverhalt dokumentiert.
- 13 von 34 Prüfern hielten sich **nicht** an die Verfahrensbeschreibung (vielleicht weil die Informationen nicht immer verstanden wurden).
- Bei 13 von 50 Doppelprüfungen beschrieben die Prüfer in Bezug auf die gleiche Situation **unterschiedliche Sachverhalte, die sie zudem unterschiedlich bewerteten.**

Die Autoren dieser Art der Qualitätsprüfung stellen fest, dass die Prüfer den Sinn und Zweck oder aber auch nur das Vorgehen und die neue Prüfsystematik in den Testprüfungen nicht verstanden haben. So ist bspw. zu lesen[5]: »zeigen die Prüfbögen zahlreiche Abweichungen von den methodischen Vorgaben« und weiter: »Wichtig für die Implementierung des Prüfverfahrens ist allerdings der Hinweis, dass die Anwendung der Bewertungskategorien trainiert werden muss.«

Fazit **Prüfer sind Pflegekräfte wie Sie und ich**

Sie haben ihre Stärken und Schwächen in einzelnen Fachthemen und zudem oft eine sehr unterschiedliche Ausbildung. Bevor die Prüfer lernen, üben sie erst einmal. Der Erwerb der nötigen Kompetenz erfolgt dann in einem Training on the job. Vergessen Sie die wichtigste Frage daher nie: »Wo steht das?«

Ein Schulungskonzept (▶ Abb. 1) für MDK-Prüfer macht deutlich, wie die Ausbildung verläuft:

5 Büscher 2018, S. 128 ff.

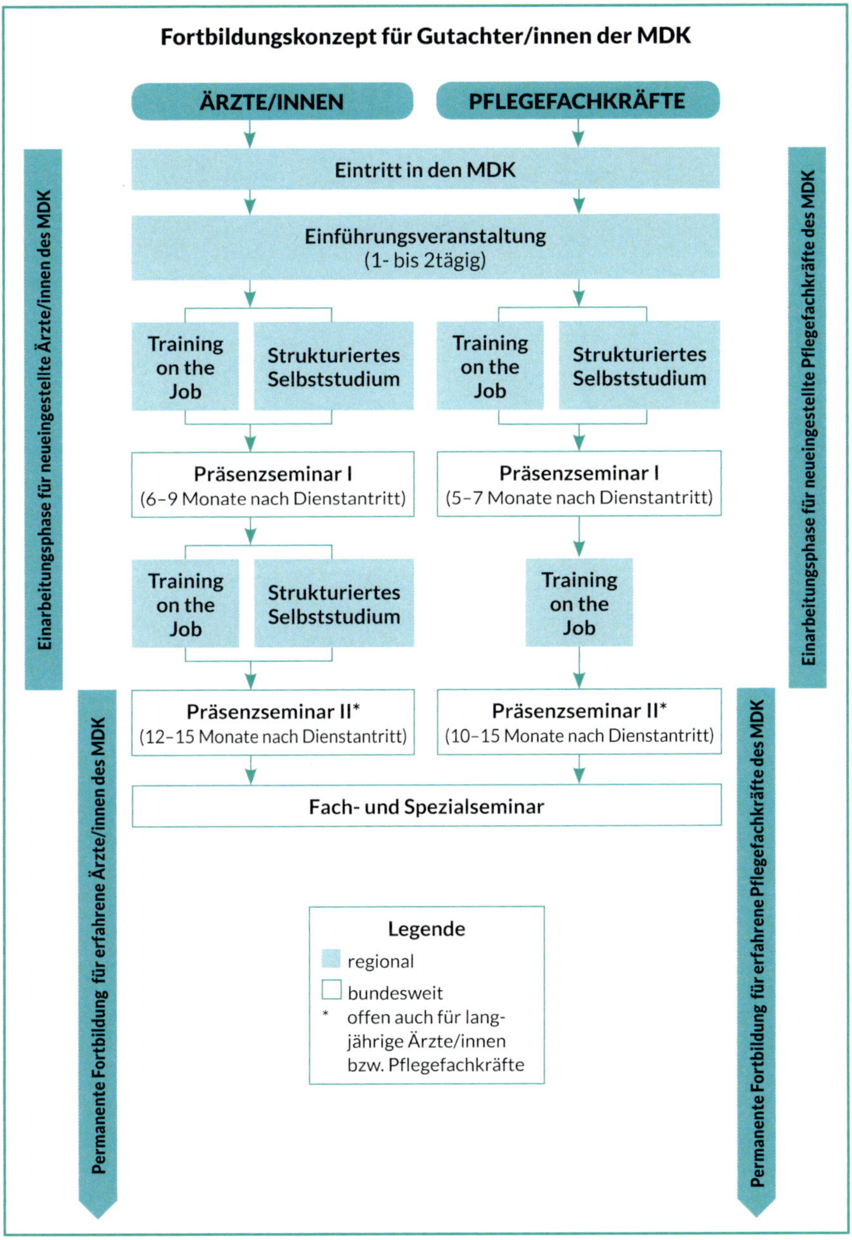

Abb. 1: Schulungskonzept für MDK-Prüfer.

2 Unterlagen

17. Fehler: **Unterlagen werden kopiert und mitgegeben**

Die MDK-Prüfungen dauern unterschiedlich lange. Es werden stationär neun Bewohner, ambulant neun Kunden und jeweils der individuelle Pflegezustand sowie die Dokumentationen überprüft. Da die Struktur komplett zusammengeschrumpft ist, sollte ein Tag Prüfung genügen. Sind die Defizite jedoch umfassend, dauert es etwas länger.

Können die Prüfer vor Ort aus Zeitgründen nicht alles einsehen, möchten sie häufig Unterlagen mitnehmen. Viele Einrichtungen versuchen zu kooperieren und wollen den Prüfern nichts abschlagen. Oft beherrscht auch die Angst vor Repressalien in der Prüfsituation. Die Mitarbeiter der Einrichtungen tun alles, was von ihnen verlangt wird. Immer wieder höre ich auch von großen Trägern, dass man ein friedliches Miteinander möchte, man wisse um seine Probleme und möchte durch Verweigerung von Unterlagen keine schlafenden Hunde wecken.

Die Folge ist, dass – oftmals ohne Bedenken – Unterlagen aus der Einrichtung, zusammen mit Pflegedokumentationen auf Kosten der Einrichtung kopiert und ausgehändigt werden. Dabei sollte bedacht werden, dass alle Dokumente, die das Haus einmal verlassen haben, nicht mehr »kontrolliert« geprüft werden und die Einrichtungsverantwortlichen nicht mehr direkt, sondern nur noch im Nachhinein, Stellung beziehen können.

In den aktuellen Qualitätsprüfungs-Richtlinien wird das Ausfertigen von Kopien nicht verlangt! Es gibt also keine Berechtigung für die Prüfer, Kopien zu verlangen oder selbst welche anzufertigen.

Die Handlungsweise mancher Prüfer, Dokumentationen und Dienstpläne zu kopieren, ist nicht statthaft. Es gibt weder in der Prüfanleitung noch in den Grundsätzen zur Qualität einen Hinweis darauf, dass die Prüfer ein Recht auf Kopien hätten. Die Prüfung muss in der Einrichtung stattfinden. In den QPR unter § 5 Abs. 2 ist zu lesen: *»Für Nachweiszwecke sind – soweit erforderlich – Kopien anzufertigen.«* Was heißt »soweit erforderlich«? Und für welche Nachweise? Die Prüfer argumentieren oft damit, dass sie keine Zeit mehr hätten und die Unterlagen später im Büro prüfen oder dass es schneller ginge, wenn sie die Unterlagen mitnehmen würden. Hier sollten die Leitungskräfte keinesfalls nachgeben. Der Grundsatz muss lauten: Kein Dokument verlässt das Haus.

18. Fehler: **Der Strukturteil gilt als anstrengend**

All die Jahre war die Prüfung für die Leitungskräfte eine Herausforderung. Während mindestens ein Prüfer bei der Leitung saß und den Strukturteil prüfte, befanden sich andere Prüfer mit Mitarbeitern bei Pflegebedürftigen und prüften dort die Ergebnisqualität. Die Leitung muss die Prüfer bedienen, die stets die gleichen Anforderungen hatten: »Zeigen Sie mir mal…«. Das war teils purer Stress für die Leitung, die permanent zeigen und bedienen musste, und im Hinterkopf wusste, welcher Pflegebedürftige in der Stichprobe war und welcher Mitarbeiter die Prüfung begleitete.

Mit der neuen QPR hat das ein Ende. Bereits in den Abschlussberichten (ambulant und stationär) wurde deutlich, dass die Prüfung der Struktur keinen Hinweis auf Ergebnisse bei Pflegebedürftigen ableiten lässt. So gab es Einrichtungen, die ordnerweise Hygieneverordnungen vorweisen konnten und diverse Schulungen für Mitarbeiter. Aber vor Ort sah man dann, dass Mitarbeiter die immer gleichen Handschuhe trugen und lieber diese desinfizierten als ihre Hände.

In der neuen Prüfung rückt der Strukturteil gänzlich in den Hintergrund. Erst wenn bei Pflegebedürftigen Defizite festgestellt werden, wird dieser Teil der Struktur geprüft. Sehen die Prüfer bei den Pflegebedürftigen und dem Umgang der Mitarbeiter mit dem Thema Hygiene keine Schwächen, muss der Prüfer nicht fragen, ob die Mitarbeiter geschult werden. Wurden bei den Pflegebedürftigen keine Defizite in der Umsetzung der biografischen Belange festgestellt, so muss nicht nach dem Konzept oder Schulungen zu Biografie gefragt werden.

19. Fehler: **Prüfer können sich alle Unterlagen ansehen**

Wie im vorangegangenen Fehler beschrieben, rückt der Strukturteil in den Hintergrund. Das bedeutet auch, dass Prüfer nicht mit im alten Stil »Zeigen Sie mir mal die Fortbildungsnachweise« etc. weitermachen können. Möchten Prüfer Unterlagen sehen, gilt für Sie: Verweisen Sie auf den Qualitätsaspekt »Bedarfsübergreifende fachliche Anforderungen« (stationär Bereich 5, ambulant Bereich 4). Dort ist zum Strukturteil zu lesen: *»Grundlage der Beurteilung sind hier die Feststellungen, die die Prüferinnen und Prüfer bereits bei anderen Qualitätsaspekten getroffen haben. Weitergehende Feststellungen sind nicht vorgesehen.«*

Die Prüfer müssen den Strukturteil allein aus Ableitungen aus der Prüfung der Pflegebedürftigen ableiten. Sie können keinesfalls »ihr altes Programm« abspulen.

20. Fehler: **Die Prüfer prüfen den Dienstplan**

Vorbei die Zeit der stundenlangen Strukturprüfung. Insbesondere das »Auseinandernehmen« des Dienstplans war immer sehr beliebt. Dienstpläne waren teils nicht dokumentenecht, weil Dienste überschrieben wurden, oder sie entsprachen ggf. anderen Formalien nicht. In der Vergangenheit führte das zu Mängeln im Bericht.

In der neuen QPR ist die Strukturprüfung sowieso zusammengeschrumpft (siehe vorangegangene Fehler) und der Dienstplan hat keine Relevanz für das Prüfergebnis mehr. Selbst wenn Prüfern am Dienstplan etwas auffällt – das Prüfergebnis wird dadurch nicht beeinflusst.

21. Fehler: **Keine Handzeichenliste wegen PC-Dokumentation**

Einrichtungen, die ihre Daten in der Pflege bereits elektronisch erfassen, haben ihren Mitarbeitern Zugriffsrechte auf dem PC erteilt. Jeder Mitarbeiter muss sich vor Beginn der Arbeit, spätestens aber zum Zeitpunkt einer Eintragung, ins System einloggen. Dies geschieht meist mittels Code oder Passwort. Die Software erkennt den eingeloggten Nutzer und kennzeichnet alle Einträge mit dem Namen des entsprechenden Mitarbeiters. Da jeder Mitarbeiter auf diese Art und Weise vom System erfasst wird, werden die Handzeichenlisten nicht mehr gepflegt, sie scheinen entbehrlich.

Das ist aber nicht richtig. Denn es gibt, neben der PC-Dokumentation, noch immer handschriftliche Listen und Vordrucke, die unterzeichnet werden müssen. Das kann eine Getränkeliste beim Kunden sein oder ein Lagerungs-/Bewegungsprotokoll, das neben dem Bett des Pflegebedürftigen liegt und dort geführt wird.

Wichtig **Handzeichenliste – so wichtig wie eh und je**

Jede Einrichtung benötigt eine jeweils aktuelle Handzeichenliste mit den Namen der Mitarbeiter, der Qualifikation und ausgewiesenen Handzeichen. Dabei sollte darauf geachtet werden, dass Mitarbeiter auf der Liste so unterschreiben wie später im Dokument. Ein Handzeichen sollte aus zwei, drei Buchstaben bestehen. Dadurch wird das Handzeichen fälschungssicherer.

In der alten QPR ambulant (voraussichtlich bis Mitte 2020) hieß es unter Frage 5.3 (S. 101): *»Sowohl bei handschriftlicher als auch bei EDV-gestützter Pflegedokumentation ist eine Handzeichenliste erforderlich. Bei der Erstellung der Handzeichenliste ist darauf zu achten, dass jedes Handzeichen eindeutig einem Mitarbeiter zugeordnet werden kann.«*

Die neue vollstationäre QPR enthält keinerlei Hinweise mehr auf die Handzeichenliste, das Wort taucht nicht einmal mehr auf.

22. Fehler: **Der MDK-Prüfer schaut in die Personalakten**

Zu jeder Prüfung gehört auch die Überprüfung der beruflichen Eignung der Pflegedienstleitung und der Pflegekräfte, also die Einsicht in die Berufsurkunden. Auch Beschäftigungsumfang sowie Weiterbildungen sind Thema bei Qualitätsprüfungen.

Es muss hinterfragt und überprüft werden, ob die Pflege von geeigneten Kräften sichergestellt wird. Die Einrichtung hat schließlich einen Versorgungsvertrag, der dies regelt. Ebenso wird danach geschaut, wie viele geringfügig Beschäftigte es im Haus gibt, denn ihre Anzahl sollte 20 Prozent nicht überschreiten. Dies ist auch in einigen Rahmen- sowie Versorgungsverträgen geregelt.

Die Informationen finden sich in der Regel auf einer separaten Liste, aus der erkennbar ist, welche Mitarbeiter mit welcher Qualifikation und welchem Beschäftigungsumfang vertraglich gebunden sind. Überprüft wird vom Prüfer stichprobenartig, ob die auf der Liste aufgeführten Mitarbeiter auch tatsächlich die Qualifikation nachweisen und ob sie tatsächlich im benannten Umfang beschäftigt sind. Was liegt also näher, als die nötigen Informationen in der Personalakte zu suchen? Genau das geschieht in einigen Prüfungen: Die Prüfer erhalten uneingeschränkt Zugang zu den Personalunterlagen. Diese Vorgehensweise ist verboten und widerspricht allen datenschutzrechtlichen Vorgaben.

Info

Wenn die Prüfer eine Urkunde oder ein Zeugnis verlangen, so ist dies einzeln und nicht samt der Personalakte vorzulegen. Wenn der Arbeitsvertrag verlangt wird, sollte nur die Passage gezeigt werden, aus der hervorgeht, dass der Mitarbeiter beschäftigt ist und in welchem Umfang. Alle restlichen Angaben sollten abgedeckt werden. Sie sind für die Prüfer tabu.

3 Die Dokumentation

23. Fehler: Die Dokumentation im ambulanten Dienst wird nicht beim Kunden geführt

In ambulanten Diensten liegt die Pflegedokumentation normalerweise beim Kunden vor Ort. Das bedeutet natürlich auch, dass der Kunde – im Gegensatz zu einem Heimbewohner – lesen kann, was über ihn geschrieben wurde.

Ich habe in einer Prüfung erlebt, dass eine Kundin sich dagegen verwahrte, dass ihre Stuhlgang- und Ausscheidungsfrequenz in der Pflegedokumentation festgehalten wurde. Sie wehrte sich gegen diese – ihrer Meinung nach – intimen Aufzeichnungen. Als ihre Akte bei der MDK-Prüfung zufällig ausgewählt wurde, erklärte sie sich mit einer Überprüfung der Akte und einer Befragung einverstanden. Nun wurde gefragt, warum der ambulante Dienst die Ausfuhr nicht notierte, obwohl die Dame einen Katheter hat, und warum die Stuhlgänge nicht ebenfalls protokolliert würden, schließlich erhalte sie ja Medikamente, die auf den Stuhlgang Einfluss hätten. Die Frau machte klar, dass sie der schriftlichen Erhebung ihrer Ausscheidung nicht zugestimmt habe. Beim Abschlussgespräch im Pflegedienst bat der Mitarbeiter des MDK darum, diese Pflegedokumentation künftig im Dienst zu führen, sodass man die Ausfuhr aufschreiben könne.

Dieses Vorgehen ist nicht rechtens, weder gefordert noch für die Pflege erforderlich. Zulässig ist es, die Dokumentation in Ausnahmefällen nicht vor Ort, sondern im Dienst aufzubewahren. Diese Ausnahmen sind »begründete Ausnahmen« (der Pflegebedürftige ist desorientiert und »versteckt« oder vernichtet die Dokumentation oder der Pflegebedürftige reagiert auf Aussagen zu seinem Zustand in der Dokumentation mit aggressivem Verhalten).[6] Um einen ausreichenden Überblick über die Situation des Pflegebedürftigen zu erhalten, sollten die beim Pflegebedürftigen aufbewahrten Dokumentationselemente den Zeitraum der vergangenen drei Monate widerspiegeln.

Gerade der Grund, der Pflegebedürftige könne aggressiv reagieren, lässt natürlich wieder eine breite Interpretation zu. Welcher Pflegebedürftige reagiert nicht ungehalten, wenn er im Bericht liest, dass er unangenehm riecht, dass er Verwahrlosungstendenzen zeigt oder dass er Alkohol getrunken hat?

Fazit **Die Dokumentation gehört zum Kunden**

Meines Erachtens kann es nur eine Ausnahme geben, nämlich dann, wenn die Pflegedokumentation vor Ort nicht sicher aufzubewahren ist. Man sollte allerdings immer erst versuchen, einen Ort in der Wohnung zu finden, z. B. auf dem Küchenschrank oder in einer Nische im Badezimmerschrank etc. Wenn Angehörige dabei sind, wird sich sicher innerhalb der Wohnung ein guter Aufbewahrungsort für die Pflegedokumentation finden lassen.

24. Fehler: **Die Pflegedokumentation wird aus Datenschutzgründen nicht mitgenommen**

Die sichere und für Unbefugte unzugängliche Aufbewahrung der Pflegedokumentation ist in der Tat Sache der Einrichtung. Das gilt ambulant wie stationär. Ambulant liegt die Akte vor Ort (siehe vorangegangenen Fehler). Wird sie vom Kunden selbst zugänglich gemacht, so ist das nicht Sache des Pflegedienstes.

---

6 Vgl. Mochink T (2013): Pflegedokumentation. Einsicht nur bei Einverständnis. In: CAREkonkret, 40/2013. Vincentz, Hannover, S. 10

Stationär ist die Pflegedokumentation im Dienstzimmer bzw. verschlossen und für Unbefugte unzugänglich aufzubewahren.

Die meisten Mitarbeiter der Pflegeeinrichtung lassen die Akten im Dienstzimmer und gehen später, meist am Ende einer Schicht, an die Dokumentation. Es gibt allerdings bereits Einrichtungen, die die Pflegedokumentation bei der Versorgung mitführen. Diese Einrichtungen sehen sich oftmals mit dem Grundsatz der sicheren Aufbewahrung konfrontiert, auch bei MDK-Qualitätsprüfungen bzw. -Begehungen.

Wenn die Mitarbeiter einer Pflegeeinrichtung die Pflegedokumentation auf einem Pflege- oder Dokumentationswagen mit sich führen, ist dagegen nichts einzuwenden. Nach Ende der Tätigkeiten müssen diese Dokumentationen nur wieder sicher und verschlossen aufbewahrt werden – mehr nicht.

Liegen Ernährungs- oder Bewegungsprotokolle im Doppelzimmer offen herum, für jeden Besucher frei einsehbar, kann dies durchaus eine Datenschutzverletzung bedeuten. Hier kann ein Klemmbrett mit neutralem Deckblatt oder ein Schnellhefter Abhilfe schaffen.

Wichtig **Datenschutz**

Wenn ein Besucher an den Pflegewagen herangeht und dort eine Akte aufschlägt, so begeht dieser Besucher die Datenschutzverletzung und nicht der Mitarbeiter oder das Heim.

25. Fehler: Annahme, man müsse aufs Strukturmodell (bzw. SIS®) umstellen

Als 2014 die Entbürokratisierung in der Pflege Einzug hielt, gab es zwei Lager, die Befürworter und die Gegner, und nur wenig dazwischen. Die meisten Einrichtungen taten das, was sie früher schon gemacht haben: Sie folgten der Masse. Das bedeutete, sie schrieben fast 20 Jahre lang anhand der AEDL ihre Planungen und stiegen dann aufs Strukturmodell um.

Wichtig **Strukturmodell ist nicht verpflichtend**

Was viele nicht wissen: Weder waren die AEDL irgendwann Pflicht noch ist das Strukturmodell verpflichtend einzuführen. Jeder kann den Pflegeprozess abbilden, wie er es für seine Einrichtung am besten findet.

26. Fehler: Es wird für jeden Kunden eine Pflegeplanung oder SIS® geschrieben

Der MDK-Prüfer kann neben den gesetzlich versicherten Pflegebedürftigen auch die privatversicherten aufsuchen. Das bedeutet aber nicht, dass für jeden Kunden auch eine Pflegeplanung oder SIS® zu erstellen ist. Dies ist in ambulanten Diensten unter Umständen (vertragsabhängig) und in stationären Einrichtungen generell keine Pflicht.

Stationär gilt neben den Regelungen aus den Rahmen- und Versorgungsverträgen auch das Heimgesetz. Im Heimgesetz stellt § 11 klar, dass die Pflegeplanung für pflegebedürftige Heimbewohner vorliegen muss. Das bedeutet: Für **nicht pflegebedürftige Bewohner** müssen die Pflegeeinrichtungen keine Pflegeplanungen vorhalten.

Ambulant gibt es ebenfalls die Regelungen aus den Rahmenverträgen. Dort findet sich in den meisten Bundesländern ebenfalls kein Hinweis darauf, dass für Nichtpflegebedürftige (sogenannte »Nuller«) eine Pflegeplanung oder SIS® vorzuhalten ist.

Daneben gilt für den ambulanten Dienst aber auch der mit den Pflegekassen geschlossene Versorgungsvertrag. Dieser stellt einen Einzelvertrag dar. Wenn ein ambulanter Dienst also ganz sichergehen will, ob und in welchem Umfang Planungen für nicht pflegebedürftige Kunden zu erstellen sind, muss er in seinen Vertrag nach § 72 SGB XI schauen. Sollte dort nichts anderes geregelt sein (wie meistens), so gilt: Nur für pflegebedürftige Kunden ist eine Pflegeplanung vorzuhalten, ungeachtet der Pflegeintensität. Möchte ein Pflegebedürftiger beispielsweise nur einmal wöchentlich Hilfe beim Duschen, so ist für diesen Kunden eine Planung zu schreiben.

27. Fehler: Für Kurzzeitpflegegäste wird generell keine Pflegeplanung oder SIS® geschrieben

Die stationäre Altenhilfe nutzt die Kurzzeitpflege, um Umsatzverluste durch leere Zimmer auffangen oder mittelfristig neue Bewohner generieren zu können. So werden sogenannte Kurzzeitpflegeplätze in die Dauerpflege eingestreut. Natürlich gibt es auch Einrichtungen, die sich auf die Kurzzeitpflege spezialisiert haben. Und es ist für Heimbewohner finanziell oft von Vorteil, erst die Kurzzeitpflege und danach die stationäre Pflege in Anspruch zu nehmen.

Einige MDK-Mitarbeiter und viele Einrichtungsleitungen sind der Meinung, dass nur für die Bewohner, die auf Dauer im Heim leben, eine wie auch immer geartete Planung vorliegen muss. Vermutlich ist dieser Irrglaube darauf zurückzuführen, dass der MDK lange Zeit nur die pflegebedürftigen Heimbewohner aufsuchte, die als Dauergast gemeldet waren.
Tatsache ist aber, dass grundsätzlich auch eine Überprüfung der Kurzzeit- und Tagespflegegäste durch den MDK möglich ist, sofern diese Gäste Leistungen aus der Pflegeversicherung erhalten und mit einer Prüfung einverstanden sind. So heißt es in den QPR in Punkt 2 Abs. 3: *»Sofern Kurzzeitpflegegäste in die Stichprobe nach Ziffer 9 einbezogen werden, ist die Prüfung bei diesen Personen nach den gleichen Maßgaben durchzuführen wie bei den langzeitversorgten Personen.«*

Zudem ist es nachvollziehbar, dass eine Einrichtung auch aus haftungsrechtlicher Sicht im eigenen Interesse eine Planung für jeden Heimbewohner vorhält. Wie will man im Ernstfall klarmachen, dass man für einen Gast mit Pflegegrad 2 nach zehn Tagen noch keinen Plan zur Versorgung hat?

28. Fehler: Die Behandlungspflege kommt in die Pflegeplanung oder SIS®

Die ambulanten Dienste haben eine sehr unterschiedliche Klientel. Sie reicht von einer Rund-um-die-Uhr-Versorgung eines Schwerpflegebedürftigen über den Einsatz am Wochenende bis hin zu einem täglichen Einsatz für die Insulininjektion. Da das Augenmerk der MDK-Prüfung natürlich auf der Prüfung nach § 114 SGB XI liegt, werden die SGB V-Kunden mit reiner Behandlungspflege nicht vom Prüfteam geprüft.

Aber selbst wenn Kunden mit SGB XI-Leistung auch eine Behandlungspflege erhalten und diese Leistung bei der MDK-Prüfung mit geprüft wird, bedeutet das nicht, dass die Behandlungspflege in die Pflegeplanung muss.

Stationär wird die Behandlungspflege ebenfalls nicht in die Pflegeplanung oder SIS® einbezogen.

Fazit **Keine Behandlungspflege in der Pflegeplanung**

Die Behandlungspflege ist, wie der Name schon sagt, keine Pflege. Somit gehört sie auch nicht in die Pflegeplanung. Sehen wir den Regelkreis nach Fiechter und Meier an, so ist dieser Regelkreis ein »Pflegeproblemlösungsprozess«. Das wiederum bedeutet, dass die Pflege Probleme formuliert, die zu lösen sie in der Lage und berechtigt ist.

Ein weiterer Grund, die Behandlungspflege nicht zu planen, ist, dass sie bereits geplant wurde. Und zwar vom behandelnden Arzt. Dieser hat festgelegt, was für ein Problem behandelt wird. Er legt das Behandlungsziel fest und die konkreten Maßnahmen, was wann wie womit und wie oft verabreicht wird.

Auch in der SIS® wird die Behandlungspflege nicht erwähnt. Sie wird im Maßnahmenplan lediglich zeitlich geplant, in den Ablauf integriert, aber nicht detailliert. So sieht es die Schulungsunterlage von EinSTEP[7] vor: »*Einzelheiten der Behandlungspflege werden wie bisher separat dokumentiert.*« Gemeint ist damit ein separates Formular mit den ärztlichen Anordnungen.

Fazit

Wer Behandlungspflege in der Pflegeplanung oder SIS® aufnimmt, macht nicht wirklich einen groben Fehler, aber er macht sich unnötig Arbeit.

29. Fehler: **Die Pflegeplanung erfolgt anhand der AEDL**

Es gibt viele Möglichkeiten, eine Pflegeplanung zu schreiben. Einige Einrichtungen schreiben ihre Planungen nach der in der Pflegeversicherung definierten Grundpflege, also Körperpflege, Ausscheidung, Ernährung und Mobilität. Andere Einrichtungen schreiben problemorientiert. Wieder andere haben den Pflegeprozess auf den Kopf gestellt, fangen mit der Informationssammlung an, gehen über die Ressourcen zu den Maßnahmen, dann zu den Problemen und zum Schluss zu den Zielen. »Das geht doch gar nicht«, werden jetzt einige von Ihnen denken. So wie viele der Teilnehmer in meinen Seminaren zur Pflegedokumentation. Einige berichten sogar, dass MDK-Mitarbeiter bestimmte Vorstellungen zum Aussehen des Formulars geäußert haben.

---

[7] Der Bevollmächtigte der Bundesregierung für Pflege & EinSTEP (2017): Informations- und Schulungsunterlagen zur Einführung des Strukturmodells in der ambulanten, stationären und teilstationären Langzeitpflege. Version 2.0, S. 60. Im Internet: https://www.ein-step.de/

Weder in den QPR noch den Anlagen findet sich ein Hinweis darauf, wie eine Pflegeplanung auszusehen hat oder gar, dass alle AEDL in der Pflegeplanung aufgenommen werden müssen. Zudem weist auch die MDS-Grundsatzstellungnahme zur Pflegedokumentation bereits 2005 darauf hin, dass die vollständige Abbildung des Pflegemodells – so wörtlich – »entbehrlich« ist.

Dennoch ist es sinnvoll, wenn Sie die Planung nach dem in Ihrer eigenen Konzeption benannten Pflegemodell schreiben. Denn so kann man den Pflegebedürftigen umfassend und ganzheitlich beschreiben. Minimalanforderung ist aber, dass sich das gewählte Pflegemodell in Pflegedokumentation und -prozess wiederfindet. Welches Pflegemodell gewählt wird, obliegt allein Ihnen bzw. Ihrer Einrichtung.

Ambulant ist im Erhebungsbogen sowie der Pflege-Transparenzvereinbarung (gilt bis zur neuen QPR) nur von vereinbarten Leistungen die Rede. Das wiederum bedeutet, der MDK prüft nur vereinbarte Leistungen mit dem Kunden. Und nur in diesen vereinbarten Leistungen hat der Kunde ein Pflegeproblem, was der Dienst lösen oder kompensieren kann. Für potenzielle Probleme, bei denen der Dienst nur beratend tätig ist, z. B. Sturz, Dekubitus etc., reicht ein Beratungsprotokoll aus.

30. Fehler: **Es werden generell alle AEDL/ATL in die Pflegeplanung aufgenommen**

Die Mitarbeiter vieler Pflegeeinrichtungen sind immer wieder verzweifelt, weil sie vor der Pflegeplanung eines relativ »fitten« Kunden sitzen und sich fragen, warum sie jetzt alle AEDL ausfüllen müssen, obwohl der Kunde nur ein oder zwei Pflegeprobleme hat.

Die Frage, wie sinnvoll das ist und ob das sein muss, ist durchaus berechtigt. Die Mitarbeiter sind mit dem Führen der Pflegedokumentation bereits enorm belastet und versuchen natürlich, mit möglichst wenig Aufwand durchzukommen.

Fazit **Kein Problem = keine Maßnahme**

Wenn es keine Pflegeprobleme gibt, muss man auch den Problemlösungsprozess nicht eröffnen. Wenn es keine Probleme gibt, gibt es folglich keine Maßnahmen, um diese Probleme zu beheben, und auch keine Ziele, die mit diesen Maßnahmen verfolgt werden.

Schließlich stellt sich der Problemlösungsprozess doch erst dann ein, wenn es ein Problem zu lösen gibt. Schematisch dargestellt ergibt sich also folgendes Bild (vgl. Abbildung 3).

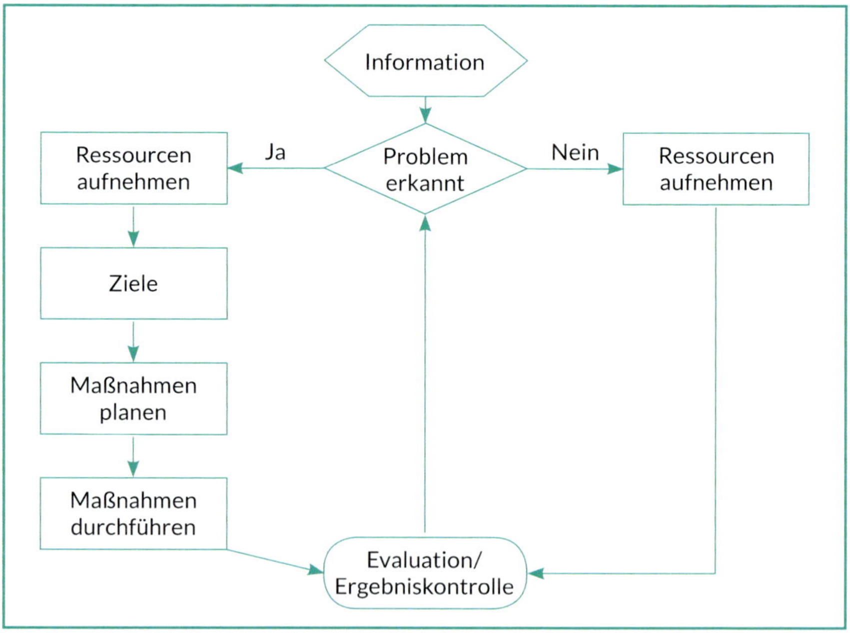

Abb. 2: Problemlösungsprozess in der Pflege.

Wer eine Pflegeplanung schreibt, sollte keine Probleme erfinden. Es genügt in der Tat, lediglich die vorhandenen Ressourcen aufzulisten, sofern keine Probleme bestehen. Wenn diese Ressourcen bereits in der Anamnese aufgeführt sind, muss dies in der Planung nicht erneut geschehen.

Wer allerdings nur jene AEDL/ATL auflistet, in denen ein Problem besteht, betrachtet den Pflegebedürftigen rein defizitorientiert und muss sich den Vorwurf gefallen lassen, nicht ressourcenorientiert zu arbeiten.

Tipp
Unabhängig vom Modell, nach dem Sie schreiben, sollten Sie alle Punkte kurz anreißen und mit einem Satz wenigstens die Ressourcen benennen. So machen Sie klar, dass Sie den Menschen ganzheitlich betrachten, seine Ressourcen erkennen und im Pflegealltag würdigen.

Aber es gilt dennoch: Es gibt kein Gesetz, keine Bestimmung oder Verordnung, die Ihnen bzw. den Einrichtungen vorschreibt, wie die Planung zu führen ist, in welchem Zeitraum, mit welchem Modell, auf welche Art und mit welchem Vordruck.

31. Fehler: **Die Auswertung der Pflegeplanung oder SIS® erfolgt in einem festen Rhythmus**

Die Auswertung der Pflegeplanung ist der sechste Schritt des Pflegeprozesses. Hier geht es darum, ob es neue Informationen gibt oder weitere Probleme; ob sich ein Pflegeproblem erledigt oder manifestiert hat. Das Gleiche gilt für Ressourcen – auch diese können wegfallen oder hinzukommen.

Der nächste Schritt wäre, zu schauen, ob und in welchem Umfang die gesteckten Ziele erreicht werden konnten und was das Ergebnis der pflegerischen Tätigkeit ist. Dann sind noch die geplanten Maßnahmen zu überprüfen und mit den durchgeführten zu vergleichen. Dies wäre eine sinnvolle und planvolle, am Pflegeprozess orientierte Auswertung.

Ob diese Auswertung nun einmal im Monat, alle sechs Wochen oder nur zweimal im Jahr durchgeführt werden muss, ist nicht definiert. Es gibt kein Gesetz, keine Bestimmung oder Verordnung, die vorschreibt, wie oft eine Planung auszuwerten ist. Es kann lediglich der Vorgesetzte bestimmen, was, wann und wie oft zu evaluieren ist.

Fazit **Eine Planung wird ausgewertet, wenn die PDL es fordert**

Sonst gilt: Ergebniskontrollen erfolgen bei unvorhergesehenen Veränderungen, bei Aufnahme oder stetiger Verschlechterung und zum Zeitpunkt der geplanten Neueinschätzung.

Die Auswertung dient vorwiegend der Darstellung der erreichten Ziele und der Ergebnisdarstellung einer positiven Pflege. Das sollte man so häufig tun, wie es erforderlich und nützlich ist, in der Innen-, aber auch Außendarstellung der eigenen pflegerischen Tätigkeit.

32. Fehler: **Die Anamnese erfolgt anhand der AEDL**

Eine Anamnese ist keine Pflicht. Es gibt auch hierfür kein Gesetz oder Bestimmung. Es ist lediglich klar, dass für jeden Kunden einer Pflegeeinrichtung der Ist-Zustand zu erheben ist. Die Anamnese zeigt den Aufnahmezustand eines Pflegebedürftigen. Aber man könnte auch direkt und ohne Umwege eine Planung schreiben.

Viele Einrichtungen haben sehr unterschiedliche Formulare und Vordrucke. Die meisten Einrichtungen haben die Anamnese nach den A(B)EDL von Monika Krohwinkel eingeführt. Aber nur, weil diese Vorgehensweise von vielen favorisiert wird, ist es noch lange nicht erforderlich, dass dies der Maßstab in der Pflegelandschaft sein muss. Auch ist es entbehrlich, das gesamte Modell aufzulisten, wie in der Grundsatzstellungnahme des MDS zu lesen ist.

Fazit **Ein Gesetz gibt es nicht ...**

... aber natürlich hat das Vorgehen nach AEDL oder einem anderen Modell bestimmte Vorzüge: Der Mensch wird ganzheitlich betrachtet und die Mitarbeiter haben einen »roten Faden« beim Ausfüllen des Bogens. Aber es gibt kein Gesetz, keine Bestimmung und keine Verordnung, die den Einrichtungen vorschreibt, wie die Anamnese zu führen ist.

33. Fehler: **Die Anamnese wird nicht zeitnah erstellt**

Anamnese bedeutet übersetzt »Vorgeschichte«. Die Pflegeanamnese ist bereits der erste Schritt im Pflegeprozess. Hier werden Informationen zur aktuellen und vergangenen Pflegesituation gesammelt. Die Anamnese spiegelt den Status bei Aufnahme, also vor Beginn der Pflege, wider. Eine Pflicht für ein eigenes Anamneseblatt gibt es nicht. Die Ersterhebung könnte auch direkt in die Planung geschrieben werden. Aber noch immer haben die meisten Einrichtungen einen separaten Anamnesebogen.

Die Anamnese wird meist am Tag der Aufnahme, spätestens jedoch bei Beginn der Pflege erstellt. Alles andere ist wenig sinnvoll, denn der Pflegebedürftige ist möglicherweise vier Tage nach der Aufnahme in einem völlig anderen Zustand. Wie will man dann noch wissen, wie der Aufnahmestatus war?

Tipp

Es ist sinnvoll, die Anamnese in den ersten 24 Stunden nach Aufnahme zu erstellen und abzuschließen. Wenn bestimmte Punkte in der Anamnese schwierig zu bearbeiten sind, sollten Sie das so aufschreiben, wie es sich darstellt. Kann z. B. ein Pflegebedürftiger keine Auskunft erteilen oder ist kein Angehöriger anwesend, so können Sie den Punkt »Soziales, soziale Sicherung etc.« eben nicht direkt ausfüllen, sondern müssen eintragen, dass hierzu am Tag der Aufnahme keine Erkenntnisse vorliegen.

Auch in den QPR vollstationär S. 11 ist zu lesen: *»4.1. Wurde vor dem Einzug oder kurzfristig (innerhalb von 24 Stunden) nach dem Einzug der versorgten Person eine Einschätzung vorgenommen, ob bzw. in welchen Punkten ein dringender Versorgungsbedarf besteht?*

Zu beurteilen ist, ob vor oder unmittelbar nach dem Einzug

- *die ärztlich an- bzw. verordnete Medikation erfasst wurde,*
- *eine erste Einschätzung gesundheitlicher Risiken erfolgte (beispielsweise Dekubitusrisiko, Sturzrisiko oder Nahrungsmittelunverträglichkeiten),*
- *geeignete Maßnahmen zu den erfassten Risiken eingeleitet wurden.«*

Ambulant ist die QPR noch nicht verabschiedet, aber im Entwurf[8] ist in der ersten Prüffrage zu lesen, was gefordert wird:

»Leitfragen zur Qualitätsbeurteilung

1. *Ist ein strukturiertes Vorgehen bei der Informationssammlung und der anschließenden Planung und Vereinbarung von Maßnahmen erkennbar? Wurden die individuellen pflegerelevanten Einschränkungen, Ressourcen und Fähigkeiten erfasst?*

[8] Büscher et al. 2018, S. 111

2. *Wurde der pflegebedürftige Mensch oder ggf. seine Angehörigen zu seiner Sichtweise bei der Informationssammlung und der Planung und Vereinbarung von Maßnahmen befragt?*
3. *Wurden weitergehende Informationen mit Relevanz für die Durchführung der Pflege erhoben (z. B. Medikation, Behandlungsverläufe, Versorgung durch andere Personen oder Einrichtungen)?«*

Fazit **Risiken immer zügig einschätzen**

Ob Sie ambulant oder stationär arbeiten, ob Sie Pflegeplanung klassisch schreiben oder als Informationssammlung die SIS® nutzen – Insbesondere die augenscheinlichen Risiken und Handlungsbedarfe bei Pflegebedürftigen sollten Sie zeitnah einschätzen. Unabhängig von der Prüfung muss Ihnen klar sein: Wird das Risiko nicht zeitnah eingeschätzt und kommt ein Pflegebedürftiger zu Schaden, sieht eine leere Risikoeinschätzung fachlich immer schlecht aus.

34. Fehler: **Die Anamnese wird aktualisiert**

Immer wieder schildern mir Teilnehmer in Seminaren oder Beteiligte bei Prüfungen, dass die Prüfer sich daran gestoßen haben, dass die Anamnese nicht überarbeitet wurde. Hier stellt sich die Frage, warum man an einer Vorgeschichte (= Anamnese) ständig weiter arbeiten soll. Die Aktualität muss sich doch aus der Pflegeplanung ergeben.

Anamnese heißt nun einmal »Vorgeschichte«. Hier werden am Tag der Aufnahme also Informationen zur aktuellen und vergangenen Pflegesituation gesammelt. Man stellt also den Zustand bei Aufnahme der Pflegetätigkeit fest, als sogenannten Ist-Zustand. Dieser Ist-Zustand wird nicht überarbeitet oder ergänzt. Das würde den ursprünglichen Zustand nur verfälschen.
In der Anamnese nimmt man die vorliegenden Fakten so auf, wie sie am Tag der Pflegeaufnahme wahrgenommen wurden. Es kann sein, dass dieser Aufnahmezustand bereits nach wenigen Tagen oder Wochen nicht mehr zutrifft. Das ist normal.

Ein Beispiel: Ein Pflegebedürftiger wird aufgenommen. Er hat fettige Haare, wirkt ungepflegt, hat Untergewicht, einen Hautdefekt, einen Blasenverweilkatheter, ist als Liegendtransport aus dem Krankenhaus gekommen und wirkt deutlich verwirrt und desorientiert in seinen Äußerungen.

Wenn das nach einer Woche in den Händen der Pflegemitarbeiter immer noch so wäre, wäre das schlecht. Insofern ist es doch logisch, dass die Anamnese dieses Pflegebedürftigen binnen weniger Tage und Wochen nicht mehr zur aktuellen Situation passt. Dafür wird aber der aktuelle Pflegezustand in der Pflegeplanung festgehalten. Die Pflegeplanung löst somit die Anamnese (Vorgeschichte) ab.

Die Anamnese wird einmal und zwar sofort bei Aufnahme erhoben. Die Pflegeplanung löst sie dann sozusagen ab.

35. Fehler: **Die SIS® wird nicht aktualisiert**

Wenn man einen Pflegebedürftigen neu aufnimmt, werden seine Wünsche und Bedürfnisse als wörtliche Rede in jedes Themenfeld eingepflegt und die Risikomatrix ausgefüllt. Und das so zeitnah wie möglich, am besten binnen 24 Stunden. Die SIS® füllt sich dann in den nächsten Tagen sukzessive weiter. Das bedeutet: Die SIS® ist immer aktuell. Verändert sich beim Kunden grundlegend die Informationssammlung, wird auch die SIS® verändert. So sehen es auch die Schulungsunterlagen von EinSTEP vor: *»Bei gravierenden Veränderungen wird eine Neuausrichtung der Pflege erforderlich (z. B. nach Krankenhausaufenthalt oder gravierenden Veränderungen im kognitiven Bereich), somit wird eine neue Situationseinschätzung einschließlich eines Gesprächs mit der pflegebedürftigen Person und ein Verständigungsprozess entlang der SIS® notwendig und daraus ableitend ein neuer (angepasster) Maßnahmenplan erstellt (im Strukturmodell sogenannter »großer« Evaluationskreis).«*[9]

[9] Der Bevollmächtigte ...2017, S. 67

36. Fehler: Annahme, die Medikamente müssten vom Arzt abgezeichnet werden

In jeder Pflegeeinrichtung ergibt sich das gleiche Bild: Die MDK- oder andere Prüfer kommen und wollen die Unterschrift des Arztes auf den Medikamenten- und Verordnungsblättern sehen. Teilweise wird sogar behauptet, alles, was nicht abgezeichnet sei, dürfe nicht durchgeführt werden. Die Mitarbeiter erklären dann, die Ärzte seien nicht immer gleichermaßen kooperativ. Sie würden sich teilweise sogar weigern, in die Pflegedokumentation einzutragen oder das Eintragen auf ihren nächsten Besuch vertagen.

Problem der Pflegeeinrichtung: Sie muss gegenüber den Prüfinstanzen den Umstand glaubhaft und nachvollziehbar schildern.

Was beide Parteien, Prüfer und Pflegeeinrichtung, vergessen, ist, dass es seitens der Ärzte (Ausnahme: Krankenhaus) keine Verpflichtung gibt, in die Pflegedokumentation überhaupt etwas hineinzuschreiben.

Der Arzt muss jede Anordnung und Verordnung schriftlich tätigen, dies ist in seiner Berufsordnung (M-BOÄ) geregelt. Dass diese An- und Verordnungen in einer Dokumentation gemacht werden müssen, ist aber nicht gesagt.

Tipp

Ein Rezept ist bereits eine Anordnung. Wenn der Arzt auf dem Rezept oder einem Zettel dann noch die Dosierung aufschreibt, hat er bereits seine Pflicht und Schuldigkeit getan.

Es ist in den gesamten QPR, dem Prüfkatalog, kein Wort darüber zu lesen, dass ein Arzt die Anordnung mit einer Unterschrift bestätigen muss.

Im Zuge einer guten Zusammenarbeit sollten die Ärzte dennoch gebeten werden, die Anordnung in der Pflegedokumentation abzuzeichnen. Wollen sie das nicht tun, so sollten sie auf dem Rezept, einem Zettel oder einem Ausdruck aus dem Praxis-PC die aktuelle Medikation und Verordnung schriftlich eindeutig regeln.

Bedenken Sie, dass es sich um den Patienten des Arztes und nicht um den Ihrer Pflegeeinrichtung handelt. Der Arzt sollte ein Interesse daran haben, dass seine Anordnungen für seinen Patienten eindeutig und nachvollziehbar geregelt sind. Aber es ist auch klar, dass man nicht zögern sollte, eine wichtige ärztliche Anordnung durchzuführen, im Ernstfall auch ohne Unterschrift. Denn wenn der Diabetiker sein Insulin benötigt, macht es keinen Sinn, auf eine Unterschrift zu warten.

37. Fehler: Annahme, die Bedarfsmedikation mache der Arzt

Die Bedarfe formuliert immer der Patient des Arztes oder die Pflege für den Pflegebedürftigen. Tatsächlich ist die Bedarfsmedikation einigen Bestimmungen unterworfen. So muss der Bedarf eindeutig genannt und nicht interpretierbar sein. Neben dem verordnenden Arzt müssen das Anordnungsdatum, das Medikament, die Darreichungsform, der Bedarf (also die Indikation), die Einzeldosis und die Maximaldosis für 24 Stunden genau benannt werden.

Unzulässig ist beispielsweise: 07. 01. 20xx Dr. Schulz; Novalmin/-sulfon bei Schmerz 20 Tropfen einmalig und maximal 3 x pro Tag.

Der Schmerz kann vielfältig sein. Es darf aber nicht sein, dass die Pflegekraft entscheidet, bei welcher Art Schmerz das Novalmin/-sulfon gegeben wird. Also muss genauer genannt werden, ob das Novalmin z. B. bei Rücken-, Knie-, Tumorschmerz etc. gegeben werden darf. Wenn der Arzt entscheidet, dass das Medikament bei jeglichen Schmerzen zu geben ist, so muss dies auch so dokumentiert werden. Die Pflegekraft muss dann aber auch tatsächlich bei Zahnschmerzen das Novalmin geben.

Im Bereich der Psychopharmaka, Sedativa und Neuroleptika scheint diese Verordnung nach eindeutiger Indikation eher schwierig. Meist steht bei diesen Medikamenten schlicht »bei Bedarf« oder »bei Unruhe«. Wann dieser Bedarf eintritt, wird nicht klar erläutert. Vielmehr entscheidet die Pflegekraft allein, wann sie »bei Bedarf« oder »bei Unruhe« das Medikament gibt. Wenn eine Pflegekraft im Bereich der medizinischen Anordnungen aber allein entscheidet, muss sie für evtl. Schäden auch geradestehen.

Genau diese unspezifischen, interpretierbaren und sogenannten »weichen« Formulierungen haben die Bedarfsmedikation in Verruf gebracht. So manche Pflegedienstleitung hat die Order herausgegeben, dass es im Betrieb keine Bedarfsmedikation mehr gibt und immer der Arzt anzurufen ist.

Wichtig **Medikament als freiheitseinschränkende Maßnahme**

Das Verabreichen eines Sedativums »bei Unruhe« klingt wie eine freiheitseinschränkende Maßnahme. Und als solche kann sie im neuen Prüfkatalog bewertet werden. Denn unter Prüffrage 4.4 Freiheitsentziehende Maßnahmen ist der »Einsatz ruhigstellender Medikamente in die Prüfung einzubeziehen«

Wenn die Bedarfsmedikation eindeutig, zweifelsfrei und ohne Handlungsspielraum dokumentiert und vom Arzt (mündlich oder schriftlich) bestätigt ist, ist die Gabe der Bedarfsmedikation auch kein Problem.

Wie bekommt man nun eine explizite Bedarfsbeschreibung für einen unruhigen demenziell Erkrankten? Wer legt diesen Bedarf überhaupt fest? Der Arzt? Nein, weit gefehlt: Die beteiligten Pflegekräfte sind die Personen, die den Bedarf festlegen.

Ein Beispiel: Im Medikamentenblatt steht: »10 ml Melperon bei Unruhe.« Wie kommt so ein Eintrag zustande? Die Pflegekraft gibt dem Arzt beispielsweise die Auskunft: »Frau M. steht schon die dritte Nacht am Fenster und ruft um Hilfe. Sie ist ganz aufgewühlt und durcheinander, sie sucht ihren verstorbenen Mann. Wir können sie nicht beruhigen.« Der Arzt möchte der Pflegebedürftigen natürlich etwas Ruhe gönnen und verordnet ein Medikament, in diesem Fall Melperon, zur Beruhigung. Was ist nun der Bedarf? Zum Beispiel: »Wenn Fr. M. nachts länger als eine Stunde nach ihrem Mann ruft und sich nicht beruhigen lässt.« Viele Worte, aber die einzige Möglichkeit, korrekt zu handeln.

Fazit **Die Pflegekräfte geben die wichtige Information zum Bedarf**

Die Pflegekräfte geben dem Arzt die notwendige Information, damit dieser ein Medikament therapeutisch einsetzen kann. Von allein kommt ein Arzt nicht auf die Idee, für dieses und jenes vorsorglich einen Bedarf festzulegen. Das wäre angesichts der vielen Varianten Unsinn. Das bedeutet gleichzeitig: Die Schilderung der Pflegekräfte stellt bereits die Bedarfsbeschreibung dar und muss auch so dokumentiert werden

38. Fehler: **Annahme, Biografiebögen wären von großer Bedeutung**

Viele Einrichtungen haben sich in den letzten Jahren sehr viel Mühe mit der Biografiearbeit gegeben. Doch eines habe viele dabei falsch gemacht: Sie haben oft nur Lebensdaten gesammelt und diese in einen vorgefertigten Vordruck eingefügt. Die Daten selbst blieben oftmals ungenutzt. Es wurden Unmengen von Biografiedaten gesammelt, obwohl nur wenige wirklich nötig sind. Wir alle kennen diese Bögen, die nach Herkunft, Geschwistern, Schulbildung, Beruf, Konfession, Familienstand, Hobby etc. fragen.

Wenn ich mir vorstelle, ich würde meine Mutter ambulant oder stationär versorgen lassen, so kann ich mir nicht denken, dass ich bereit wäre, diesen Fragebogen auszufüllen. Was soll ein Laie denken, wenn die eigene Mutter Hilfe bei der Pflege in Anspruch nimmt und ein Mitarbeiter ihm bereits zu Beginn einen Fragebogen in die Hand drückt, bei dem es um die o. g. Daten aus der Vergangenheit geht. »Wozu brauchen Sie das alles«, höre ich so manchen Angehörigen sagen, und recht hat er. Wozu ist es wichtig, zu wissen, welche Schulbildung meine Mutter hat und welchem Beruf, wenn der ambulante Dienst einmal die Woche zum Duschen einbestellt ist?

Aus meiner Sicht macht eine Biografiearbeit dieser Art wenig Sinn. Sinnvoll ist eine Biografie, die am ersten Tag als fortlaufende Information beginnt und die nicht endet, solange der Kunde Dienstleistungen in Empfang nimmt.

Die Biografie wird dabei nicht in einen vorgefertigten Bogen eingetragen, sondern ist zunächst ein leeres Stück Papier, das sich im Laufe der Zeit immer mehr füllt. Aus diesem fortlaufenden Informationsbogen schöpft man dann die Dinge ab, die zu gegebener Zeit benötigt werden. Zeigt ein Mensch eine Verhaltensauffälligkeit, ruft er z. B. nach einem gewissen »Martin«, wird es Zeit, sich auf die Suche nach diesem Martin zu machen, um zu ergründen, wer das ist, welche Rolle er spielte. So kann dann vielleicht erkannt werden, was dem Menschen, der fortlaufend nach Martin ruft, eigentlich fehlt.

In der MDK-Prüfung ist der Biografiebogen ebenfalls nicht mehr von Bedeutung. Es wird in der Prüfung eher gezielt geschaut, wie die Biografie in die alltägliche Pflege und Betreuung einfließt. Das erkennen wir bspw. an Prüffragen wie:

Ambulant:
- Prüffrage 2.1 Unterstützung im Bereich der Mobilität
- Prüffrage 2.2 Unterstützung bei beeinträchtigter Kognition
- Prüffrage 2.4 Unterstützung bei Verhaltensauffälligkeiten und psychischen Problemlagen

Stationär:
- 4.1 Unterstützung der versorgten Person in der Eingewöhnungsphase nach dem Einzug
- 4.3 Unterstützung von versorgten Personen mit herausfordernd erlebtem Verhalten und psychischen Problemlagen
- 5.2 Biografieorientierte Unterstützung

Wichtig **Hier bewährt sich die gut ausgefüllte SIS®**

Künftig enthalten alle Prüffragen außer der Behandlungspflege immer die Hinweise, dass die Wünsche und Bedürfnisse der pflegebedürftigen Person zu befriedigen sind. Das ist Biografie in Reinform. Und wer die SIS® in jedem Themenfeld mit wörtlicher Rede und Wünschen sowie Bedürfnissen beginnt, hat in keiner Prüffrage diesbezüglich ein Problem.

39. Fehler: Jede Verrichtung wird im Leistungsnachweis einzeln abgezeichnet

Die Dokumentation nimmt einen enormen Stellenwert in der Pflege ein. So manche Pflegekraft glaubt, dass die Dokumentation wichtiger sei als der Kunde oder dass für die Dokumentationsführung mehr Zeit aufgewendet wird als für den Pflegebedürftigen selbst. Beides ist sicherlich übertrieben. Diese Aussagen haben aber ihren Grund in der Annahme, dass jede einzelne Verrichtung in der Pflege auch einzeln abgezeichnet werden muss. So geschieht es, dass Pflegekräfte für eine übliche grundpflegerische Versorgung am Morgen bis zu 17 Handzeichen setzen, vom Gesichtwaschen über Haarkämmen bis hin zur Teilkörperwäsche und zum Bettenmachen.

Es gibt aber keine Regelung dafür, dass jede einzelne Handlung auch einzeln quittiert werden muss. Deshalb muss diese Vorgehensweise, die in vielen Pflegeeinrichtungen Einzug gehalten hat, kritisch hinterfragt werden. Warum sollte man das Kämmen der Haare mit einem Handzeichen bestätigen? Oder das Richten des Bettes oder ähnliche Dinge, die nicht nachweispflichtig sind?

Ambulant und stationär wird in den Prüfkriterien nicht mehr allein nach dem Durchführungsnachweis gefragt. Vielmehr geht es darum, dass ambulant vor allem die vereinbarten Leistungen, nachvollziehbar durchgeführt, werden. Die Art und Weise, wie das geschieht und mit wie viel Aufwand und Papier, ist Sache der Einrichtung.

Es ist möglich, kleine Komplexe der Leistungserbringung zu schnüren und dieses Paket mit einem Handzeichen zu quittieren, sobald auch nur eine Pflegekraft für diesen Komplex tätig war, wie das Beispiel in Tabelle 1 zeigt.

Tabelle 1: Leistungskomplexe statt einzelner Leistungen abzeichnen

Vorher		Nachher	
Leistung	Handzeichen	Leistung	Handzeichen
Aufstehen aus dem Bett	JK	Aufstehen aus dem Bett	JK
Hilfe beim Gehen (zum Bad)	JK	Hilfe beim Gehen (zum Bad)	
Wasser lassen	JK	Wasser lassen	
Inkontinenzmaterialwechsel	JK	Inkontinenzmaterialwechsel	
Entkleiden	JK	Entkleiden	
Ganzkörperwäsche	JK	Ganzkörperwäsche	
Eincremen/Hautpflege	JK	Eincremen/Hautpflege	
Ankleiden	JK	Ankleiden	
Zahnprothese reinigen	JK	Zahnprothese reinigen	
Rasur	JK	Rasur	
Haare kämmen	JK	Haare kämmen	
Bett machen	JK	Bett machen	
Zum Frühstückstisch begleiten	JK	Zum Frühstückstisch begleiten	
Frühstück richten	JK	Frühstück richten	
Medikamente verabreichen	BR	Medikamente verabreichen	BR

40. Fehler: **Beim Strukturmodell wird auf Nachweise verzichtet**

Die Entbürokratisierungsbemühungen im Gesundheitsministerium gingen den Weg der Entbürokratisierung konsequent. Stationär gibt es somit keine Grundpflegenachweise mehr, weil es aus Sicht der Experten selbstverständlich ist, dass Bewohner eines Heims grundpflegerische Versorgung entsprechend des vorliegenden Maßnahmenplanes erhalten. In den Schulungsunterlagen steht: *»Eine erste Voraussetzung, um auf das Abzeichnen einzelner regelhaft wiederkehrender Maßnahmen zu verzichten ist, dass Verfahrensanleitungen vorliegen, welche die wesentlichsten körperbezogenen Pflegemaßnahmen und pflegerischen Betreuungsmaßnahmen beschreiben und festgelegt ist, wer zur Durchführung berechtigt ist.«*[10] Das bezieht sich also auf die Regelleistungen, nicht aber auf die Behandlungspflege. Und auch nicht auf die Nachweise zur Dekubitusprophylaxe, hier insbesondere die Bewegungsprotokolle. Begründet wird dies in der sogenannten Kasseler Erklärung 2, in der die Juristen betonen: *»Bislang hat die haftungsrechtliche Rechtsprechung ausschließlich zu gezielten Dekubitus-Prophylaxen Durchführungsnachweise verlangt.«*[11].

Fazit

Stationär müssen die Leistungsnachweise nur für Dekubitusprophylaxe und Behandlungspflege geführt werden, nicht für die Grundpflege. Ambulant ist die Grundpflege entsprechend der Abrechnungsmodalitäten des Pflegedienstes zu quittieren.

[10] Der Bevollmächtigte … 2017, S. 77

[11] Ebd., S. 85

41. Fehler: **Nur Fachkräfte schreiben die SIS®**

Die Stammdaten für alle Arbeitsbereiche sind in der SIS® gleich aufgebaut. Ob Kurzzeit- oder Tagespflege, ob ambulant oder stationär – immer muss Folgendes eingetragen werden:

- Name der pflegebedürftigen Person
- Geburtsdatum
- Gespräch am/Handzeichen Pflegefachkraft
- Pflegebedürftige Person/Angehöriger/Betreuer

Sie sehen: In den Stammdaten steht neben dem Namen des Klienten der Name der Pflegekraft, die den Pflegeprozess freigibt. Das muss aber nicht die Person sein, die die SIS® ausgefüllt hat. Denn Informationen sammeln kann zunächst jeder. Ggf. macht eine Betreuungskraft oder die Pflegedienstleitung die Eingangsinterviews. Die Fachkräfte erledigen den Rest. Am Ende, wenn die SIS® steht, sollte auch der Klient oder seine Bezugsperson unterschreiben.

Beides ist so von EinSTEP genauso vorgesehen: *»Die SIS® sollte von der pflegebedürftigen Person und/oder auch von der bevollmächtigten Person unterzeichnet werden. Hiermit kommt die beiderseitige Verbindlichkeit für den Verständigungsprozess zum Ausdruck. Die Pflegefachkraft zeichnet die SIS® immer ab und übernimmt damit die fachliche Verantwortung...«*[12] Nur wenige Seiten zuvor steht allerdings: *»Die SIS® kann nur von einer hierin geschulten Pflegefachkraft angewandt werden. Die Pflegefachkraft beherrscht den Pflegeprozess, hat kommunikative Fähigkeiten und bringt Erfahrungen in der Risikoerfassung und Beurteilung kritischer Situationen mit.«*[13]

Fazit **Mitarbeiten dürfen alle**

An der SIS® könnten alle am Pflegeprozess Tätigen mitarbeiten, aber eine Fachkraft muss diesen Pflegeprozess freigeben.

---

[12] Ebd., S. 32

[13] Ebd., S. 27

42. Fehler: **Im Pflegebericht wird regelmäßig etwas eingetragen**

Die Pflegekräfte ambulanter und stationärer Altenhilfe sind, gerade was das Berichtwesen betrifft, äußerst verunsichert. Sie wissen zum einen oft nicht, was sie in den Pflegebericht schreiben sollen, und zum anderen nicht, wie oft dies erforderlich ist. Die Aussagen schwanken zwischen »einmal pro Schicht« (stationär) oder »pro Einsatz« (ambulant) oder auch »einmal pro Woche«. Das ist weder nachvollziehbar noch entspricht es dem aktuellen Wissenstand.

Die QPR vollstationär enthält keinen einzigen Hinweis darauf, wie oft ein Pflegebericht zu führen ist. Das Wort Pflegebericht taucht in den Prüffragen nicht einmal konkret auf. Es geht eher darum, dass Veränderungen beim Pflegebedürftigen zu dokumentieren sind. Dazu gehören beispielsweise Veränderungen an bestehenden Wunden, Hinweise auf Schmerzen und Gewichtsverluste etc.

Info

Ein Bericht ist für Veränderungen, wichtige Beobachtungen und Hinweise gedacht, nicht aber für routinemäßige Einträge, die zudem sinnentleert sind, z. B.: »keine Besonderheiten« – »versorgt nach Plan« – »hat beim Rundgang geschlafen« etc.

Die Initiative Neue Qualität der Arbeit (inqa), eine Gruppe der Bundesanstalt für Arbeitsschutz und Arbeitsmedizin, geht auf den Pflegebericht in einer Arbeit näher ein. So nennt sie auch »Beispiele für Überdokumentation«, u. a. etwa »standardisierte Intervalle für die Überarbeitung einzelner Elemente« oder »umfangreiche Einzelnachweise« sowie die Tatsache, dass Daten erfasst, aber nicht ausgewertet werden und die »Doppel- und Mehrfachdokumentation gleicher Sachverhalte«.[14]

---

[14] Inqa (o. J.). Entbürokratisierung in der Pflege. Berlin, S. 18

Und in den Schulungsunterlagen zum Strukturmodell wird das nicht regelhafte Führen des Berichteblattes ebenfalls beschrieben: »*In der grundpflegerischen Versorgung mit ihren beschriebenen, routinemäßigen und wiederkehrenden Abläufen der Pflege und Betreuung konzentrieren sich künftig die Aufzeichnungen im Berichteblatt ausschließlich auf das Dokumentieren von Abweichungen und tagesaktuellen Ereignissen, wobei Abweichungen sowohl positiver als auch negativer Art Berücksichtigung finden.*«[15]

Allerdings halte ich es für sonderbar, wenn in einem Pflegebericht 14 Tage lang keine Eintragung erfolgt. Wie kann alles gleich geblieben sein? Sowohl die Betreuung als auch die pflegerische Versorgung, das körperliche Wohlbefinden, die geistige Fähigkeit, das seelische Befinden – Das ist äußerst unglaubwürdig und sicher nur sehr selten zu beobachten, dass Menschen 14 Tage lang vollkommen gleich sind.

43. Fehler: **Annahme, es seien unbedingt Assessments oder Risikoskalen erforderlich**

Assessments waren in der Vergangenheit schon nicht erforderlich. Weder in den Prüfbögen des MDK noch in den einzelnen Expertenstandards wurden Assessmentvordrucke gefordert, mitunter hieß es nur »ggf. mit Hilfe einer Skala«[16]. Und im Expertenstandard aus 2005 zur Dekubitusprophylaxe hieß es bspw. in der Prozessqualität 1: »u. a. mit Hilfe einer standardisierten Einschätzungsskala«. Das wurde aber in den nachfolgenden Expertenstandards nicht mehr aufgenommen.

[15] Der Bevollmächtigte... 2017, S. 71
[16] QPR vollstationär 2018, S. 102

In den Schulungsunterlagen[17] steht: »*Die Prinzipien des Element 4 im Strukturmodell bedeuten die Abkehr von den in der Praxis immer noch weit verbreiteten schematischen Routinen im Umgang mit Differenzialassessments, Skalen, Trink- und Essprotokollen etc., zugunsten eines individuell und anlassbezogenem Vorgehens.*« Und später ist Seite 93 zu entnehmen: »*Künftig zu verwendende Differenzialassessments oder bestimmte Instrumente (z. B. Braden-Skala, Trinkprotokoll, Schmerzskalen) werden durch das Pflege- und Qualitätsmanagement festgelegt und für den fachlich begründeten Einsatz im individuellen Fall im Qualitätshandbuch vorgehalten. Es schließt damit einen schematischen und periodisch wiederkehrenden Gebrauch bei allen Bewohnern oder Klienten spezieller Dokumente aus.*«

44. Fehler: **Annahme, Assessments oder Risikoskalen seien immer entbehrlich**

Wer auf das Strukturmodell umgestellt hat, füllt die Risikomatrix als letztes Feld der SIS® im systematischen Ankreuzverfahren aus. Kennt man den Klienten nicht oder nicht gut, kann es durchaus sinnvoll sein, auf die bewährten Assessments zurückzugreifen. Denn neben jedem Risiko in der Matrix gibt es ein Kästchen »weitere Einschätzung notwendig »ja« oder »nein«. Diese weitere Einschätzung muss zwingend eine Wiederholung zum späteren Zeitpunkt oder durch einen Kollegen sein. Auch ein Assessment kann eine weitere Einschätzung sein.

Die Risikoskalen sind mit Nutzung der SIS® lediglich als schematische, vom Klienten losgelöste Einschätzung ad acta gelegt worden. Das ist nicht gleichbedeutend damit, dass man nun gar keine Assessments mehr benötigt. Gerade in der Einschätzung des Ernährungsrisikos gibt es durchaus berechtigte und sinnvolle Skalen wie z. B. den PEMU-Bogen (**p**flegerische **E**rfassung von **M**angelernährung und deren **U**rsachen), der die Gedanken der Fachkräfte hinsichtlich der Ernährung noch einmal anders fokussiert.

[17] Der Bevollmächtigte… 2017, S. 23

45. Fehler: **Der BMI wird einmal im Monat erhoben**

Der BMI (Body-Mass-Index) lässt nur ungefähr erkennen, ob und in welchem Maße ein Mensch unter-, normal- oder übergewichtig ist. Dennoch soll der BMI nach Aussage einiger MDK-Mitarbeiter regelmäßig monatlich erhoben werden. Dies ist aber gemäß aktueller Erkenntnisse und den QPR weder ambulant noch stationär gefordert.

In den Prüffragen steht mittlerweile nichts mehr zum BMI, weder wie hoch er sein soll, noch dient er zur Einschätzung einer Mangelernährung, wenn er auch bei der Frage 1.2 (Unterstützung bei der Ernährung und Flüssigkeitsversorgung) noch statistisch abgefragt wird.[18]

Wesentlich ist nur die Entwicklung des Gewichts wie im Expertenstandard »Ernährungsmanagement zur Sicherung und Förderung der oralen Ernährung in der Pflege« benannt wird. Als relevante Gewichtsabnahme gelten: mehr als 5 Prozent in 1–3 Monaten, mehr als 10 Prozent in 6 Monaten. Wenn nur ein kürzerer Zeitraum als 6 Monate beurteilt werden kann, ist dies im Freitext zu vermerken.

Es sollte nicht der BMI im Vordergrund stehen, sondern die Veränderung des Gewichts. Wer sich nur am BMI orientiert, wird Menschen, die immer schon dünn waren, unnötig mit Essen quälen. Wichtiger als der BMI sind:

- grobe Anzeichen für einen Nahrungsmangel, z. B. auffällig niedriges Körpergewicht, zu weit gewordene Kleidung, tief liegende Augen,
- unbeabsichtigter Gewichtsverlust (mehr als 5 Prozent in 1–3 Monaten, mehr als 10 Prozent in 6 Monaten),
- auffällig geringe Essmengen,
- erhöhter Energie- und Nährstoffbedarf bzw. erhöhte Verluste (z. B. aufgrund von Erkrankungen, außergewöhnliche Mobilität).

Eine Einrichtung sollte nicht unter allen Umständen versuchen, den BMI zu ermitteln. Nicht bei Menschen mit körperlicher Fehlhaltung, bei Kon-

---

18 Vgl. QPR vollstationär, S. 30

trakturen an großen Gelenken, nicht bei Bettlägerigen und schon gar nicht nach der Messmethode »Ferse zu Knie«. Selbst Pathologen, die eine große Erfahrung in der Bestimmung der Körpergröße anhand gefundener Körperteile haben, sind nicht in der Lage, aufgrund dieser Methode eine zweifelsfreie Aussage über die Köpergröße zu geben. Wie soll dies einer Pflegekraft gelingen? Auch bei Menschen mit Amputationen kann der BMI nicht mehr seriös ermittelt werden.

Fazit **Verzichten Sie auf den BMI**

Ermitteln Sie keine Körpergröße bei Ihren Kunden, denn kaum einer kann noch gerade stehen. Somit ist die Körpergröße nicht realistisch zu ermitteln. Wenn Sie aber keine Körpergröße haben, können Sie (zum Glück) auch keinen BMI errechnen.

46. Fehler: Bei allen Schmerzpatienten werden Schmerz-Skalen geführt

Viele Einrichtungen wenden die Expertenstandards zum Schmerzmanagement seit längerem an. Aber es gibt keine Vorschrift, dass immer eine Schmerzeinschätzung vorzulegen ist. Kein Expertenstandard schreibt die Anwendung von Schmerz-Skalen für alle Kunden vor.

Im Expertenstandard zum Schmerzmanagement bei akuten Schmerzen ist unter dem Stichwort »Prozessqualität« zu lesen, dass es zunächst genügt, den Schmerz mittels initialer Fragestellung zu erfassen. Erst wenn der Kunde Schmerzen oder schmerzbedinge Probleme äußert, wird ein differenziertes Assessment erforderlich. Differenziert bedeutet, dass die Einschätzung bei bestehendem Schmerz folgende Inhalte aufweisen sollte:

- Schmerzlokalisation,
- Schmerzintensität,
- zeitliche Dimension (z. B. erstes Auftreten, Verlauf, Rhythmus),
- Verstärkende und lindernde Faktoren,
- ggf. Auswirkungen auf das Alltagsleben.

Diese Einschätzung kann im Pflegebericht erfolgen oder auf einem separaten Vordruck – das bleibt jeder Einrichtung überlassen. Bei Pflegebedürftigen mit eingeschränkten Kommunikationsfähigkeiten erfolgt eine systematische Schmerzeinschätzung mittels Beobachtung.

Fazit **Einschätzung nur dann, wenn Schmerzen vorhanden sind**

Schmerzen kann man nur qualifiziert einschätzen, wenn sie vorhanden sind. Ist – was wünschenswert wäre – eine Person schmerzfrei, bedarf es natürlich keiner differenzierten Einschätzung.

47. Fehler: **Keine Wunde ohne Wunddokumentation**

Ich kenne Pflegedienstleitungen, die von ihren Mitarbeitern verlangen, für jede Wunde eines Kunden, gleich welcher Herkunft, eine eigene Wunddokumentation zu erstellen. Eine Grundlage gibt es für diese Forderung nicht.

Auch in der neuen QPR vollstationär wird die Wunddokumentation ausschließlich bei chronischen Wunden und Dekubitalulzera erwähnt. Es geht in der MDK-Prüfung also nicht um kurzfristige Wunden wie z. B. Schürf-, Schnitt- oder Operationswunden, oder PEG-Eintrittsstellen, Fisteln und Shunts. Das ergibt sich aus den Prüffragen in den QPR:

QPR ambulant[19]

»Zu prüfen ist, ob die Versorgung der ärztlichen Verordnung und der Genehmigung durch die Krankenkassen entspricht, ob sie nach dem aktuellen Stand des Wissens fachgerecht durchgeführt wird, ob eine gezielte Beobachtung der zur Verordnung gehörenden relevanten Parameter erfolgt und ob bei Bedarf eine Kommunikation des Pflegedienstes mit dem verordnenden Arzt erfolgt. Hin-

[19] Büscher et al. 2018, S. 262

weise dazu finden sich Expertenstandard »Pflege von Menschen mit chronischen Wunden« in der aktuellen Fassung«.

QPR vollstationär

»Zu prüfen sind pflegerische Maßnahmen der Wundversorgung, die begleitend zu ärztlichen Anordnungen bzw. darüber hinaus durchgeführt werden, sowie Maßnahmen, die auf ärztlichen Anordnungen beruhen. Normativer Bezugspunkt ist der Expertenstandard »Pflege von Menschen mit chronischen Wunden« in der aktuellen Fassung«.[20]

Wer für kurzfristige oder chirurgisch herbeigeführte Wunden eine eigene Wunddokumentation schreibt, sollte wissen, dass dies keine Pflicht ist.

48. Fehler: Wundbeschreibung erfolgt bei jedem Verbandswechsel

Es gibt unterschiedliche Meinungen, wann eine Wunddokumentation erfolgen sollte. Fakt ist, dass weder der Expertenstandard (chronische Wunden) noch die QPR dieses Vorgehen fordern. Sowohl im Expertenstandard als auch in den QPR vollstationär wird aber eine systematische Wunddokumentation alle ein bis spätestens zwei Wochen gefordert, weil bei den Prüffragen auf den Expertenstandard verwiesen wird: *»Ein vollständiges Wundassessment sollte nach jeder wundbezogenen Intervention z.B. nach Entfernung von avitalem Gewebe (Débridement), bei Verschlechterungen oder in regelmäßigen Abständen, mindestens in ein- bis zweiwöchentlichen Zeitraums erfolgen. Die Abstände sind individuell festzulegen.«*[21]

---

[20] QPR vollstationär, S. 105

[21] DNQP (2015): Expertenstandard Pflege von Menschen mit chronischen Wunden. 1. Aktualisierung. Osnabrück, S. 53

Wichtig **Eine wöchentliche umfassende Wunddokumentation genügt**

Selbstverständlich aber muss bei jeder Veränderung der Wunde oder des Zustandes des Klienten dokumentiert und im Bedarfsfall der Arzt hinzugezogen werden.

49. Fehler: Wunden werden immer fotografiert

Es ist in vielen Einrichtungen, ambulant und stationär, an der Tagesordnung, Wunden zu fotografieren. Das kann man grundsätzlich tun, wenn der Kunde damit einverstanden ist. Denn jede Person hat das Recht am eigenen Bild, das ergibt sich § 22 Kunsturhebergesetz (KUG): *»Bildnisse dürfen nur mit Einwilligung des Abgebildeten verbreitet oder öffentlich zur Schau gestellt werden. Die Einwilligung gilt im Zweifel als erteilt, wenn der Abgebildete dafür, dass er sich abbilden ließ, eine Entlohnung erhielt. Nach dem Tode des Abgebildeten bedarf es bis zum Ablaufe von zehn Jahren der Einwilligung der Angehörigen des Abgebildeten. Angehörige im Sinne dieses Gesetzes sind der überlebende Ehegatte oder Lebenspartner und die Kinder des Abgebildeten und, wenn weder ein Ehegatte oder Lebenspartner noch Kinder vorhanden sind, die Eltern des Abgebildeten.«* Ausnahmen von dieser Regel formuliert § 23 KUG, das sind z. B. Personen, die im öffentlichen Interesse stehen, Teilnehmer öffentlicher Versammlungen etc.

Bilder der Wunden benötigt man aber nicht. Schon gar nicht für die MDK/PKV-Prüfung. Im Gegenteil. Im Expertenstandard »Pflege von Menschen mit chronischen Wunden« ist zu lesen: *»Die Dokumentation der Wunde durch eine Fotografie wird in einigen Leitlinien […] gefordert. Sie ist kein Ersatz für eine schriftliche Dokumentation, da die Dreidimensionalität von Wunden und Unterminierungen/Vertunnelungen und Farben nur mangelhaft dargestellt werden. Wenn Fotografien zur Unterstützung der Dokumentation eingesetzt werden, müssen sie strikt standardisiert erstellt werden. Bei wiederholter Foto-*

grafie einer Wunde sollten zum Beispiel immer Abstand, Winkel, Belichtung und Kameramodell gleich sein.«[22]

Fazit **Fotos sind nun begrenzt sinnvoll**

Da man es vermutlich nicht schafft, immer bei gleicher Belichtung zu fotografieren und auch nicht stets im gleichem Abstand und Winkel, sollte jede Pflegefachkraft dringend überlegen, ob Fotos tatsächlich sinnvoll sind und – wenn ja – für wen oder was?

50. Fehler: **Es findet keine Evaluation der Wunde statt**

Wer eine systematische Wundbeschreibung durchführt, zeigt mit dieser Dokumentation den Verlauf der Wunde auf. Blättert man also in der Wundbeschreibung zu einem früheren Zeitpunkt zurück und vergleicht diesen mit der aktuellen Eintragung, so erkennt man die Entwicklung dieser Wunde. Aber das reicht heutzutage nicht mehr.

Die Pflegefachkraft muss zusätzlich zur Wunddokumentation alle vier Wochen eine Evaluation zur Wunde vornehmen. Sie muss bewerten, ob die Wunde sich positiv entwickelt, stagniert oder sich gar verschlechtert und soll bei letzterem dem Arzt Vorschläge unterbreiten. So sehen es die Experten im Expertenstandard vor. Und dieser ist für die Qualitätsprüfung der Maßstab, an dem Prüfer sich halten.

Im Expertenstandard Pflege von Menschen mit chronischen Wunden[23] ist unter Prozessqualität 5 b zu lesen: *»Die Pflegefachkraft überprüft regelmäßig, spätestens alle 4 Wochen, ob eingeleitete Maßnahmen zur spezifischen Wundversorgung und zur Reduktion wund- und therapiebedingter Einschränkungen zu einer Verbesserung der Wundsituation und der Lebenssituation der Patienten, Bewohnerin und ihrer Angehörigen geführt haben. Dies gelingt durch eine*

[22] Ebd., S. 39
[23] Ebd., S. 53

Wiedereinschätzung mit den bereits in den pflegerischen Anamnese und dem wundspezifischen Assessment verwendeten Instrumenten. Zusätzlich können allgemeine Eindrücke über die Teilnahme der Patientinnen/Bewohnerinnen am sozialen Leben [...], über die Durchführung von Aktivitäten des täglichen Lebens [...] die Einschätzung ergänzen und ein Hinweis auf sich verändernde Selbstmanagementfähigkeiten der Betroffenen vermitteln.«

Fazit **Spätestens nach 4 Wochen ein Fazit zur Wundsituation**

Dazu nehmen Sie die Wundbeschreibung der vergangenen vier Wochen und ziehen den Vergleich, inwieweit sich die Wunde verändert hat. Vergessen Sie aber bitte nicht, dass sich – neben der Wunde – auch der Mensch in den vier Wochen (wundbedingt) verändert haben kann.

4 Soziale Betreuung im stationären Bereich

51. Fehler: Annahme, zusätzliche Betreuungskräfte würden nicht überprüft

In stationären Pflegeeinrichtungen wird mit der überarbeiteten QPR 2019 von MDK- oder PVK-Prüfern auch die Qualifikation der Mitarbeiter der sozialen Betreuung nach § 8 Abs. 6 SGB XI überprüft. Das sind die ehemaligen § 87b SGB XI-Mitarbeiter, die im neuen SGB XI nun dem § 85 Abs. 8 und § 43b zugeordnet und danach refinanziert werden. Abgefragt wird die Funktion/Qualifikation auf Seite 66 der vollstationären QPR[24].

Die Qualifikation wiederum regeln die »Richtlinien nach § 53c SGB XI zur Qualifikation und zu den Aufgaben von zusätzlichen Betreuungskräften in stationären Pflegeeinrichtungen (Betreuungskräfte-RL) vom 19. August 2008 in der Fassung vom 23. November 2016, gültig seit 1. 1. 2017[25].

---

[24] Diese erhalten Sie – wie schon zuvor beschrieben – u.a. im Internet: https://www.mds-ev.de/themen/pflegequalitaet/qualitaetspruefungen.html, s. auch 1. Fehler

[25] https://www.gkv-spitzenverband.de/pflegeversicherung/beratung_und_betreuung/betreuungskraefte_nach_87_b_sgb_xi/betreuungskraefte_nach_87_b_sgb_xi.jsp

Info

Die gesetzlichen und vertraglichen Anforderungen an zusätzliche Betreuungskräfte nach § 53c SGB XI im Hinblick auf die Beschäftigung, Qualifikation und Aufgabenwahrnehmung:

a) Sind die Stellen der zusätzlichen Betreuungskräfte im vereinbarten Umfang besetzt?
b) Verfügen die eingesetzten zusätzlichen Betreuungskräfte über die erforderliche Qualifikation gemäß § 4 der Betreuungskräfte-RL?
c) Haben alle eingesetzten zusätzlichen Betreuungskräfte im vergangenen Jahr nach § 4 Abs. 4 der Betreuungskräfte-RL mindestens 16 Stunden an einer Fortbildungsmaßnahme teilgenommen?
d) Ist gewährleistet, dass zusätzliche Betreuungskräfte gemäß § 2 der Betreuungskräfte-RL nicht regelmäßig grund- und behandlungspflegerische sowie hauswirtschaftliche Maßnahmen durchführen?

Auch im ambulanten Bereich wird die Qualifikation weiterhin erfragt. Es bedarf aber keiner vorgeschriebenen Stundenanzahl, es sei denn, der Pflegedienst hat dies in seinem Versorgungsvertrag unterschrieben.

52. Fehler: **Einzelnachweise für soziale Betreuung und zusätzliche Betreuung**

In vielen Einrichtungen werden nach wie vor Einzelnachweise für die soziale Betreuung geführt. Warum? Weil ein MDK Mitarbeiter oder ein Mitarbeiter der für die Heimaufsicht zuständigen Behörde dies verlangt? Oder weil die Einrichtung unsicher ist, ob sie auf Einzelnachweise für die Teilnahme an Gruppen- und Einzelbetreuung verzichten kann? Dabei gilt[26] doch: »*Die Durchführung der Maßnahmen erfolgt grundsätzlich entsprechend der Maßnahmenplanung. Abweichungen der tatsächlich durchgeführten Maßnahmen von der Maßnahmenplanung […] werden im Bericht nachvollziehbar dokumentiert. Wenn dieses Vorgehen im Rahmen des Qualitätsmanagements konzeptionell geregelt ist und den Mitarbeiterinnen und Mitarbeitern nachweislich bekannt ist, sind Einzelleistungsnachweise zur Durchführung der geplanten Maßnahmen in der Regel nicht erforderlich.*«

Auch das Strukturmodell sieht dies exakt so vor: »*In der grundpflegerischen Versorgung mit ihren beschriebenen, routinemäßigen und wiederkehrenden Abläufen der Pflege und Betreuung konzentrieren sich künftig die Aufzeichnungen im Berichteblatt ausschließlich auf das Dokumentieren von Abweichungen und tagesaktuellen Ereignissen, wobei Abweichungen sowohl positiver als auch negativer Art Berücksichtigung finden. Voraussetzung für den Verzicht auf die tägliche und Schicht- bzw. Einsatzbezogene Dokumentation von vorgenannten Maßnahmen ist jedoch, dass die zu erbringenden Leistungen auf einer individuell Strukturierten Informationssammlung und einem nachvollziehbar daraus abgeleiteten Maßnahmenplan sowie ggf. auf einem Verständigungsprozess mit der pflegebedürftigen Person beruhen.*«[27]

Fazit **Einzelnachweise nicht (immer) nötig**

Für jede geplante und geplant durchgeführte Betreuung und Einzelbetreuung ist kein separater Leistungsnachweis erforderlich, wenn die Einrichtung dies konzeptionell so geregelt hat.

---

[26] Maßstäbe und Grundsätze für die Qualität, die Qualitätssicherung und -darstellung sowie für die Entwicklung eines einrichtungsinternen Qualitätsmanagements nach § 113 SGB XI in der vollstationären Pflege vom 23.11.2018, S. 9, im Internet: https://www.aok-gesundheitspartner.de/bund/pflege/qualitaet/mug/index.html

[27] Der Bevollmächtigte … 2018, S. 71

53. Fehler: **Annahme, soziale Betreuung müsse jeden Tag stattfinden**

Wie viel soziale Betreuung in einer stationären Einrichtung angeboten werden muss, regelt im Allgemeinen der Versorgungsertrag nach § 72 SGB XI. Dort finden sich ggf. Hinweise darauf, wie hoch der Personalschlüssel der Betreuung ist. Wenn sich kein Hinweis auf den Personalschlüssel findet, so findet sich ggf. ein Hinweis darauf, an wie vielen Tagen die Betreuung im Haus sicherzustellen ist. Das ist in aller Regel sehr unterschiedlich. Das muss auch so sein, denn eine Kleinsteinrichtung mit 20 Bewohnern kann sich sicher weniger Mitarbeiter in der Betreuung leisten als eine Einrichtung mit 100 Bewohnern. In einer Kleinsteinrichtung wird also sicher keine Vollzeitstelle zu finanzieren sein. Und wenn die beschäftigte Person ausfällt oder in Urlaub ist, gibt es häufig keinen Ersatz.

In den QPR vollstationär ist unter Frage 3.2 zur Betreuung und Beschäftigung lediglich zu lesen: *»Zu prüfen ist, ob für die versorgte Person eine individuelle Gestaltung des Tagesablaufs ermöglicht und gefördert wird, die ihren Bedürfnissen entspricht. Zu prüfen ist ferner, ob bei versorgten Personen, die kognitive oder psychische Beeinträchtigungen aufweisen, die Tagesstrukturierung zur Förderung von Orientierung und Wohlbefinden eingesetzt wird. Dabei ist auch zu prüfen, ob die versorgte Person bei der Auswahl und Durchführung bedürfnisgerechter Aktivitäten unterstützt wird, ebenso bei der Kommunikation mit vertrauten Bezugspersonen, Freunden oder Bekannten.«*[28]

Fazit **Die Nachfrage bestimmt das Angebot**

Wenn es keine anderslautenden Vereinbarungen im Versorgungsvertrag oder dem eigenen Pflegekonzept gibt, werden so viele Angebote gemacht, wie die Klienten sie benötigen.

---

[28] QPR vollstationär, S. 48

54. Fehler: Annahme, die Aushänge zur Betreuung müssen einer bestimmten Form genügen

Wie bereits unter den beiden vorherigen Fehlern beschrieben, gibt es wenige Vorgaben zur sozialen Betreuung. In der Vergangenheit haben viele stationären Einrichtungen sehr viel Mühe und Arbeit in die Aushänge auf den Wohnbereichen gesteckt. Alle Mitarbeiterinnen waren stets bemüht, die Aushänge ordentlich zu füllen. Je mehr auf der Tafel zu lesen war, desto besser erschien es auch dem ein oder anderen Prüfer. Das ist grundsätzlich auch richtig. Je mehr auf der Tafel steht, desto mehr wird angeboten, und der Klient hat mehr Auswahl.

Info

Wie Sie allerdings Ihren Klienten die Angebote Ihres Hauses zur Kenntnis bringen, ist an keiner Stelle der QPR verankert. In jeder Prüffrage wird nur von »bedarfsgerecht« gesprochen.

5 Das neue Bewertungsverfahren

Mit der neuen vollstationären QPR wird ein neues Bewertungsverfahren eingeführt. Vorbei ist die Zeit mit Noten, vorbei ist die Zeit, in der allein das Abzeichnen einer Leistung als »gute Qualität« bewertet wurde, vorbei die Zeit, in der das Fehlen eines Handzeichen als Mangel galt.

Die neuen Bewertungen sehen eine Staffelung vor (von A bis D):

A) Keine Auffälligkeiten oder Defizite
B) Auffälligkeiten, die keine Risiken oder negativen Folgen für den Kunden erwarten lassen
C) Defizit mit Risiko negativer Folgen für den Kunden
D) Defizit mit eingetretenen negativen Folgen für den Kunden

Das Gute an der Bewertungssystematik ist, dass B's nicht in die Bewertung einfließen. Ein B wäre lediglich eine Auffälligkeit, die beratungsrelevant ist, aber nicht für die Defizite addiert wird.

Das Schlechte an der neuen Bewertungssystematik ist: Auch die beste Bewertung (A) wird nicht bewertet. So kann z. B. keine C-Bewertung mit einem A ausgeglichen werden.

Info

Lediglich die Defizite »C« und »D« werden in der Bewertung erfasst und sind zudem beratungsrelevant. Die Addition von »C«- und »D«-Bewertungen ergibt dann das Ergebnis bei den Qualitätsaspekten der Klienten.

Tab. 2: Die Qualitätsbewertung nach der neuen Systematik

Qualitätsbeurteilung	Anzahl der Fälle mit C- oder D-Wertung	Anzahl der Fälle mit D-Wertung
1. Keine oder geringe Qualitätsdefizite	0–1	0
2. Moderate Qualitätsdefizite	2–3	1
3. Erhebliche Qualitätsdefizite	4	2–3
4. Schwerwiegende Qualitätsdefizite	5 und mehr	4 und mehr

55. Fehler: Annahme, Defizite in der Prüfung ergäben sich aus der Dokumentation

Info

Ein C- oder D-Defizit ist das Schlechteste, was einer Einrichtung widerfahren kann. Denn diese Defizite werden bei allen Klienten addiert und ergeben am Ende die Bewertung.

Aber das Gute ist: Ein C- oder D-Defizit darf nicht allein aufgrund eines Dokumentationsfehlers vergeben werden: *»Vermutet die Prüferin oder der Prüfer hingegen ein Qualitätsdefizit, so genügt nicht allein das Fehlen von Einträgen in der Pflegedokumentation, um den Nachweis zu führen. Zur Verifizierung muss* *im Regelfall mindestens eine weitere Informationsquelle entsprechende Hinweise geben.«*[29]

Hierzu gibt es nur zwei Ausnahmen: »*So müssen die individuelle Tagesstrukturierung und die individuelle Maßnahmenplanung in jedem Fall schriftlich dokumentiert sein.«*[30]

Fazit **Die Dokumentation ist weniger relevant**

Wegen schlechter Dokumentation gibt es keine schlechte Bewertung. Dokumentationsschwächen werden nicht (mehr) mit Pflegefehlern gleichgesetzt.

56. Fehler: Annahme, eine Tagesstruktur ergebe sich wie von selbst

Eine Tagesstruktur ist für die meisten Menschen ein wichtiger Bestandteil ihres Lebens. Und auch wenn wir uns in unserem Alltag teilweise weniger Struktur wünschen, Struktur ist erforderlich und gibt uns Halt. In der vollstationären QPR[31] steht unter der Prüffrage 3.2 sogar, dass »*die Tagesstrukturierung zur Förderung von Orientierung und Wohlbefinden eingesetzt wird«*.

Ambulant wie stationär ist eine Tagesstruktur also unverzichtbar. Ambulant wird diese Struktur von der vereinbarten Tätigkeit beherrscht. In der vollstationären Pflege sollte der Tag aber nicht allein durch Essen, Ausscheiden und Pflege bestimmt werden.

---

[29] Vgl. QPR vollstationär, S. 21

[30] Ebd.

[31] Ebd., S. 48

Wichtig **Institutionell und individuell**

Eine Tagesstruktur ergibt sich nicht allein durch das relativ starre System im Heim, das durch feste Essenszeiten geprägt wird. Jeder Bewohner sollte auch (weitgehend) nach seinem Rhythmus leben dürfen.

Die Tagesstruktur ist laut QPR schriftlich zu führen und muss die Bedürfnisse des Klienten abbilden. Das gilt ambulant wie stationär:

Ambulant[32] werden Defizite in der Tagesstruktur wie folgt bewertet:

C) Defizit mit Risiko negativer Folgen für den pflegebedürftigen Menschen
Diese Bewertung trifft zu, wenn beispielsweise

- *Eine Tagesstrukturierung erarbeitet, aber nicht schriftlich fixiert wurde (z. B. nur mündlich kommuniziert wird).*
- *Nicht erkennbar ist, dass reflektiert oder praktisch überprüft wurde, ob durch eine Anpassung der Tagesstrukturierung emotionale Belastungen oder Verhaltensweisen des pflegebedürftigen Menschen positiv beeinflusst werden können (falls ein entsprechender Bedarf besteht).*
- *Die Bedürfnisse des pflegebedürftigen Menschen nicht bekannt sind.*

D) Defizit mit eingetretenen negativen Folgen für den pflegebedürftigen Menschen
Diese Bewertung trifft zu, wenn beispielsweise

- *Keine Tagesstrukturierung existiert, obwohl der Pflegebedürftige den Tag nicht selbstständig planen oder Planungen nicht umsetzen kann.*
- *Die Tagesstrukturierung keinen Bezug zu den Bedürfnissen des pflegebedürftigen Menschen aufweist.«*

[32] Büscher et al. 2018, S. 199

In der **vollstationären QPR**[33] werden Defizite folgendermaßen bewertet:

C) Defizit mit Risiko negativer Folgen für die versorgte Person
Diese Bewertung trifft zu, wenn beispielsweise
- *eine Tagesstrukturierung existiert, aber nicht schriftlich fixiert wurde (z. B. nur mündlich kommuniziert wird).*
- *nicht erkennbar ist, dass reflektiert oder praktisch überprüft wurde, ob durch eine Anpassung der Tagesstrukturierung emotionale Belastungen oder Verhaltensweisen der versorgten Person positiv beeinflusst werden können (falls ein entsprechender Bedarf besteht).*
- *die Bedürfnisse der versorgten Person nicht bekannt sind, weil die Einrichtung die im Einzelfall bestehenden Möglichkeiten zur Erfassung der Bedürfnisse nicht ausgeschöpft hat.*

D) Defizit mit eingetretenen negativen Folgen für den pflegebedürftigen Menschen
Diese Bewertung trifft zu, wenn beispielsweise
- *keine Tagesstrukturierung existiert, obwohl die versorgte Person den Tag nicht selbstständig planen und ihre Planung umsetzen kann.*
- *keine Unterstützung der versorgten Person erfolgt, den Alltag gemäß der definierten Tagesstrukturierung zu gestalten.*
- *die vorliegende Tagesstrukturierung keinen Bezug zu den Bedürfnissen der versorgten Person aufweist.*
- *für die versorgte Person keine geeigneten, ihren Bedürfnissen und gesundheitlichen Beeinträchtigungen entsprechenden Beschäftigungsangebote existieren.*
- *von der versorgten Person gewünschte, geplante Aktivitäten aufgrund fehlender Unterstützung regelmäßig nicht durchgeführt werden können.*
- *die versorgte Person keine Unterstützung dabei erhält, an der Gemeinschaft mit anderen innerhalb der Einrichtung teilzunehmen.«*

[33] QPR vollstationär, S. 50

57. Fehler: **Nächtliche Kontrollgänge müssen sein**

Die nächtliche Versorgung zuhause ist einfach. Entweder hat der Klient einen Angehörigen/Bezugsperson, die sich kümmert, kauft Leistungen bei Externen wie Pflegediensten ein, oder er bleibt mit seinem Versorgungsbedarf allein.

Ganz anders in der stationären Pflege. Der Pflegebedürftige ist in einer Rundum-Versorgung 365 Tage im Jahr, 24 Stunden täglich. Die Einrichtungen müssen also für die nächtliche Versorgung eintreten. Leider geschieht dies vielerorts nicht sehr individuell, sondern nach festem Schema. So gibt es noch immer Einrichtungen, die pro Nacht zwei- bis dreimal Routinekontrollgänge durchführen.

Nicht der Bedarf des Pflegebedürftigen wird ermittelt, sondern der zuständige Nachtdienst führt seine Tätigkeiten nach eigenem Ermessen durch. Der übervorsichtige Mitarbeiter geht öfter durchs Heim, der entspannte weniger. Wer glaubt, ein Inkontinenzprodukt darf morgens nicht nass sein, wird es eher wechseln als ein Nachtdienst, der Nachtruhe als oberstes Gebot ansieht.
Auch wenn ich unterstellen darf, dass viele Nachtdienste bereits individuell erfolgen, indem sie entscheiden, ob und wann sie zu einem Pflegebedürftigen gehen, wird insbesondere in der Nacht noch zu viel Wert auf Pflege und weniger auf Nachtruhe gelegt. Deshalb sind die Kontrollgänge noch immer Mitarbeiterabhängig statt klientenorientiert.

Info

Die Prüffrage 3. 3 in der vollstationären QPR könnte der Routine in der Nacht den Kampf ansagen. Hier geht es um eine »bedarfs- und bedürfnisgerechte Versorgung« und es muss eine »aussagekräftige Bedarfseinschätzung und Maßnahmenplanung für die nächtliche Versorgung« vorliegen.

Was bedeutet nun bedarfs- und bedürfnisgerecht? Hierzu müssten Sie für jeden Klienten den individuellen Bedarf ermitteln. Beispielsweise könnten Sie bei der Neuaufnahme bei jedem Rundgang dokumentieren, wie Sie den neuen Klienten vorgefunden haben:

- Schlief er?
- War das Inkontinenzprodukt ausgelastet?
- Hat er sich bewegt?
- Wie sieht die Haut aus?
- Gibt es Bedarf für eine weitere Lagerung?

Nach gut drei Tagen hätten Sie so einen individuellen Bedarf ermittelt, was die Versorgung mit Inkomaterial, Lagerung und sonstigen Bedürfnissen angeht. Wenn Sie in der ersten Nacht um 23:00 Uhr ins Zimmer kommen, der Klient schläft, das Inkoprodukt nicht ausgelastet ist, die Haut nicht rot etc. ... dann waren Sie zu früh dran. Verlegen Sie Ihren morgendlichen Rundgang 30 bis 45 Minuten nach hinten und schauen Sie erneut usw. Es wird sogar einige Klienten geben, wo Sie feststellen, dass sie auch nachts im Heim gut zurechtkommen, wie früher zu Hause.

Diese Erkenntnis der ersten Tage fließen dann in den individuellen Maßnahmenplan ein. In der Folge werden die Nachtdienste nur noch schauen, ob der individuelle Maßnahmenplan weiterhin zu den Bedürfnissen dieses Menschen passt. Aus drei Kontrollgängen können dann keine werden, gegebenenfalls nur einer oder aber vier.

Wichtig Keine starre Routine, sondern Bedarfe zählen

Die ersten Nächte sind die wichtigsten, um den individuellen Bedarf des Klienten in der Nacht zu ermitteln. Lassen Sie die Routinerundgänge hinter sich und gewähren Sie Nachtruhe. Zudem steht nirgends, wie viele Rundgänge vorgeschrieben sind.

58. Fehler: Die nächtliche Versorgung muss nicht schriftlich festgehalten werden

Wie im vorangegangenen Fehler beschrieben, werden die nächtlichen Rundgänge oder Kontrollgänge oft mitarbeiterabhängig oder schematisch durchgeführt, nicht aber am echten Bedarf des Klienten orientiert.

Tipp

Wenn der Bedarf ermittelt ist, muss die Maßnahmenplanung zur nächtlichen Versorgung dringend schriftlich hinterlegt sein. Da genügt es nicht, einfach »drei Kontrollgänge in der Nacht« in die Planung zu schreiben.
Es muss sich um eine individuelle Maßnahmenplanung handeln. Das bedeutet auch, dass erkennbar sein muss, welche Maßnahme zu welcher Zeit individuell erforderlich ist

So sieht es die vollstationäre QPR in der Erläuterung zu den Maßnahmenplänen: *»So müssen die individuelle Tagesstrukturierung und die individuelle Maßnahmenplanung in jedem Fall schriftlich dokumentiert sein. Fehlen sie ganz oder teilweise, so ist davon auszugehen, dass für die versorgte Person das Risiko besteht, eine nicht ihrem Bedarf und ihren Bedürfnissen entsprechende Versorgung zu erhalten, weshalb das Fehlen einer individuellen Tagesstrukturierung oder eine lückenhafte Maßnahmenplanung als Defizit (und nicht als Auffälligkeit) zu werten ist.«*[34]

[34] QPR vollstationär, S. 21

Wenig später[35] ist zu lesen, dass es eine D-Bewertung zur Folge hat, wenn keine individuelle Planung vorliegt:

»D) *Defizit mit eingetretenen negativen Folgen für die versorgte Person Diese Bewertung trifft zu, wenn beispielsweise*

- *keine dem Bedarf entsprechende Maßnahmenplanung für die Nacht vorliegt.*«

[35] Ebd., S. 52

6 Die Plausibilitätsprüfung

Aufgabe der Prüfer ist künftig in den vollstationären Qualitätsprüfungen die Plausibilität der Eingaben zu prüfen. Die stationären Einrichtungen melden alle sechs Monate an die DAS (das aQua-Institut Göttingen) ihre Daten für alle Bewohner. Ausgeschlossen von dieser Meldung werden nur Personen,

- deren Einzugsdatum weniger als 14 Tage vor dem Stichtag liegt,
- die als Kurzzeitpflegegäste im Hause sind,
- die sich in der Sterbephase befinden,
- die sich seit mindestens 21 Tagen vor dem Stichtag nicht mehr in der Einrichtung aufhalten, z. B. wegen einer Krankenhausbehandlung, Rehabilitationsmaßnahme oder eines längeren Urlaubs mit Angehörigen.

Das bedeutet, diese Bewohner werden zwar codiert, aber als sogenannte »Ausschlussbewohner« gemeldet (mit einem der vier genannten Gründe) und im Erhebungsreport mit Ausschlussgrund erfasst.

Für alle anderen Bewohner werden die Erhebungsbögen mit 98 Fragen ausgefüllt.

Info

Aufgabe der Prüfer ist es künftig, sowohl den Erhebungsreport als auch die Erhebungsbögen zu prüfen.

59. Fehler: Plausibilität können die Prüfer bei allen Bewohnern prüfen

Wenn die Prüfer zur Prüfung kommen, nehmen diese Einsicht in die Erhebungsreport. Dort stehen alle Bewohnernamen mit Codierung und dem möglichen Ausschlussgrund. Aufgabe der Prüfer ist es, zu schauen, ob der Ausschluss tatsächlich wie beschrieben vorlag, oder ob eine Einrichtung einen Bewohner nicht melden wollte und daher einen Ausschlussgrund angeführt hat, der nicht stimmt. Es soll vermieden werden, dass Einrichtungen Bewohner nicht erfassen, um ihre Ergebnisse zu beeinflussen. *»Die Plausibilitätskontrolle des Erhebungsreportes wird bei einer Stichprobe von drei versorgten Personen durchgeführt.«*[36]

Neben dem Erhebungsreport werden dann noch sechs Erhebungsbögen geprüft und zwar die der ausgewählten Bewohner. *»Das Ergebnis der Plausibilitätskontrolle bezieht sich lediglich auf die Stichprobe der versorgten Personen, bei denen die Plausibilitätskontrolle erfolgt ist.«*[37]

Fazit **Plausibilität wird ausgewählt überprüft**

Es werden drei Ausschlussbewohner aus dem Erhebungsreport und bei weiteren sechs Bewohnern auch der Erhebungsbogen (98 Fragen) auf Plausibilität geprüft.

60. Fehler: Es wird nur bei neun Bewohner die Plausibilität geprüft

Wie im vorangegangenen Fehler beschrieben, werden die Angaben zu neun Bewohnern auf Plausibilität geprüft. Das ist aber nicht gleichbedeutend damit, dass nur die Angaben zu diesen neun Bewohnern auf Plausibilität geprüft werden.

---

[36] Ebd., S. 22
[37] Ebd., S. 21

Findet das Prüfteam Abweichungen hinsichtlich der Plausibilität, wird die Stichprobe erweitert: *»Die Plausibilitätskontrolle des Erhebungsreportes wird bei einer Stichprobe von drei versorgten Personen durchgeführt. Werden dabei Auffälligkeiten festgestellt, ist die Stichprobe für die Plausibilitätskontrolle in der Regel um drei weitere Personen zu ergänzen.«*[38] So können also bei Abweichungen insgesamt mindestens sechs Ausschlussbewohner geprüft werden.

Aber: Die Zahl der zu prüfenden Erhebungsbögen wird auch bei fehlender Plausibilität nicht aufgestockt.

Fazit **Im Zweifel wird aufgestockt**

Es können also sechs Bewohner mit Ausschluss aus dem Erhebungsreport und aus sechs Erhebungsbögen die Plausibilitäten der Bewohnerangaben geprüft werden.

61. Fehler: **Ein Fehler ist bereits eine kritische Abweichung**

»Bei der Beurteilung der Plausibilität muss die Prüferin oder der Prüfer berücksichtigen, welcher Art die Fehler oder Fehleinschätzungen sind, die entdeckt wurden (z. B. Flüchtigkeitsfehler, Fehleinschätzung, fehlende Angaben etc.). In einem zweiten Schritt muss beurteilt werden, ob diese Fehler Auswirkungen auf die Ergebnisbeurteilung haben können oder ob dies eher nicht anzunehmen ist. Zu beurteilen ist daher auch, ob sich bestimmte Fehler oder Fehleinschätzungen auf die Kennzahl des betreffenden Pflegeergebnisses auswirken.«[39]

Das bedeutet: Wenn sich jemand mit dem Datum einer Krankenhauseinweisung vertan hat ist das nicht zwingend eine Zahl, die das Ergebnis eines Qualitätsindikatoren beeinflussen kann. Wenn man allerdings einen intern entstandenen Dekubitus als extern entstanden angibt, verfälscht das sofort das Ergebnis.

[38] Ebd., S. 22

[39] Ebd.

Aber keine Bange, ein Fehler ist noch keine kritische Abweichung: *»Ein Bereich ist in der Regel dann als »kritischer Bereich« zu bewerten, wenn bei mindestens zwei versorgten Personen (Ausnahme: Erhebungsreport) unzutreffende Angaben über das Versorgungsergebnis festgestellt wurden.«*[40]

»Kritischer Bereich: Für den betreffenden Themenbereich wurde bei mindestens zwei (ggf. auch mehr) geprüften Personen festgestellt, dass die Angaben der Einrichtung fälschlicherweise auf ein positives Versorgungsergebnis verweisen oder ein tatsächlich vorliegendes negatives Versorgungsergebnis nicht ausweisen.«[41]

62. Fehler: **Falsche Angaben im Erhebungsreport sind nicht tragisch**

Doch, sie sind relevant. *»Auffälligkeiten im Erhebungsreport: Es wurde für mindestens drei versorgte Personen festgestellt, dass*

- *fälschlicherweise ein Ausschluss aus der Ergebniserfassung erfolgte oder*
- *die Zuordnung von Pseudonymen fehlerhaft war.«*[42]

63. Fehler: **Man kann ja mal was vergessen, das ist doch nicht kritisch**

Jeder Mensch ist fehlbar, jeder macht mal Fehler. Das weiß man auch beim MDS und zitiert deshalb in den Schulungsunterlagen einen Klassiker, Sokrates: *»Wer glaubt etwas zu sein, hat aufgehört etwas zu werden.«*[43]

Das Ziel der Plausibilitätsprüfung ist es auszuschließen, dass Einrichtungen durch fehlerhafte Angaben ihre Indikatoren im Ergebnis beeinflussen können. Das kann zwar eine Stichprobe nie ausschließen, aber eine kleine Stichprobe ist besser als gar keine.

---

[40] Ebd., S. 93
[41] Ebd., S. 131
[42] Ebd.
[43] Seminarprogramm des MDS, S. 3, im Internet: https://www.mds-ev.de/der-mds/bundesweite-fortbildung.html

Die Prüfer können eine nicht vorhandene Plausibilität in zwei Bereiche einteilen:

1. *»Auffälligkeit festgestellt: Es wurde festgestellt, dass die Informationen aus der Ergebniserfassung mit Informationen aus anderen Quellen nicht in Einklang stehen und die Abweichung nicht nachvollziehbar aufgeklärt werden konnte. Eine Auswirkung auf die Ergebnisbeurteilung entsprechend der Kategorie »kritischer Bereich« ist nicht zu erwarten. Auffälligkeiten, die erhebliche Auswirkungen für die Berechnung der Ergebnisindikatoren haben, sind zu werten.*
2. *Kritischer Bereich: Für den betreffenden Themenbereich wurde bei mindestens zwei (ggf. auch mehr) geprüften Personen festgestellt, dass die Angaben der Einrichtung fälschlicherweise auf ein positives Versorgungsergebnis verweisen oder ein tatsächlich vorliegendes negatives Versorgungsergebnis nicht ausweisen.«*[44]

64. Fehler: Wenn sich ein Bewohner verändert hat, ist die Angabe im Erhebungsbogen nicht mehr plausibel

Es gibt im Prüfkatalog insgesamt 12 Fragen beim Bewohner zur Plausibilität zwischen dem Erhebungsbogen (98 Fragen) und dem geprüften Bewohner– und das bei insgesamt sechs Bewohnern:

1. Angaben zur Mobilität (1.1)
2. Angaben zu gravierenden Sturzfolgen (1.1)
3. Angaben zu Gewichtsverlust und zu den Faktoren, die das Gewicht beeinflussen (1.2)
4. Angaben zur Selbstständigkeit bei der Selbstversorgung (1.4)
5. Angaben zum Thema Schmerz (2.2)
6. Angaben zur Dekubitusentstehung (2.3)
7. Angaben zur Selbstständigkeit bei der Gestaltung des Alltagslebens und der sozialen Kontakte (3.2)
8. Angaben zu den kognitiven und kommunikativen Fähigkeiten (3.2)
9. Angaben zum Heimeinzug und zur Durchführung eines Integrationsgesprächs (4.1)

[44] QPR vollstationär, S. 131

10. Angaben zu Krankenhausaufenthalten (4.2)
11. Angaben zur Anwendung von Gurten (4.4)
12. Angaben zur Anwendung von Bettseitenteilen (4.4)

Bei der Bewertung der Plausibilität muss der Prüfer sich zunächst ein Bild vom Bewohner machen. Dann gleicht er die Eingaben im Erhebungsbogen mit seinen Feststellungen ab. Dabei kann es zwangsläufig zu anderen Einschätzungen kommen, denn gerade die Punktwerte bei den Angaben zu den kognitiven und kommunikativen Fähigkeiten sind doch sehr unterschiedlich zu sehen. Menschen mit Demenz haben nicht jeden Tag eine gleich gute/schlechte Verfassung. Sie verhalten sich gegenüber fremden oftmals anders als gegenüber vertrauten Personen. Zudem ist die Abgrenzung der Punktwerte in keinem anderen Begutachtungsmodul so wenig gegeben. Es gibt kaum Abgrenzung, sondern vieles geht ineinander über.

Info

Wenn der Bewohner sich durch das Krankheitsbild, akute Ereignisse etc. im Erhebungsbogen anders zeigt, als der Prüfer diesen Bewohner vorfindet, so ist das an sich nicht auffällig.

Tab. 3: Exemplarische Hinweise zur Bewertung von Auffälligkeiten bei der Plausibilitätskontrolle*

Keine oder nur geringe Auswirkungen für die Berechnung der Ergebnisindikatoren sind in folgenden Fällen zu erwarten	Erhebliche Auswirkungen für die Berechnung der Ergebnisindikatoren sind in folgenden Fällen zu erwarten
Dauer von Krankenhausaufenthalten ist nicht korrekt angegeben.	Der angegebene Krankenhausaufenthalt hat in den letzten Monaten gar nicht stattgefunden.
Einschätzung kognitiver Beeinträchtigungen bei Personen, die kognitiv stark beeinträchtigt sind, ist ungenau.	Personen, die kognitiv stark beeinträchtigt sind, werden als nicht oder nur gering kognitiv beeinträchtigt dargestellt.

Keine oder nur geringe Auswirkungen für die Berechnung der Ergebnisindikatoren sind in folgenden Fällen zu erwarten	Erhebliche Auswirkungen für die Berechnung der Ergebnisindikatoren sind in folgenden Fällen zu erwarten
Einschätzung der Selbstständigkeit bei der Selbstversorgung ist bei einzelnen der 12 Merkmale ungenau.	Bei der Selbstständigkeit bei der Selbstversorgung findet sich bei allen Merkmalen die Wertung »überwiegend selbstständig« (durchgekreuzt).
Dekubitus Grade 2 bis 4 werden nicht korrekt differenziert.	Dekubitus Grad 2 wurde als Grad 1 oder überhaupt nicht angegeben.
Informationen zu Verhaltensweisen oder zur Medikation sind fehlerhaft oder nichtnachvollziehbar (nicht relevant für Indikatoren).	Informationen zur Anbringung von Bettseitenteilen fehlen.
Datum der Dekubitusentstehung wird falsch angegeben, liegt aber in den letzten sechs Monaten vor der Ergebniserfassung.	Datum der Dekubitusentstehung falsch angegeben: faktisch in den letzten sechs Monaten vor der Ergebniserfassung, im Bogen aber vor zehn Monaten.
Ort der Dekubitusentstehung: fälschlich »Krankenhaus« statt »zuhause«.	Ort der Dekubitusentstehung: fälschlich »Krankenhaus« statt »in der Einrichtung« (nur letzteres wird der Einrichtung »angelastet«).
Zahlendreher in Datumsangaben (z. B. 2071 statt 2017 oder 5. 1. 2017 statt 1. 5. 2017).	Datum des Integrationsgesprächs nicht korrekt angegeben.
Vereinzelte (!), offensichtliche Verwechslung von Körpergröße und Gewicht (z. B. 87 cm und 179 kg).	Mehrfache Abweichungen des Körpergewichts von den Angaben in der Pflegedokumentation.
Verletzung durch Sturz im Krankenhaus wurde fälschlicherweise angegeben	Sturz in der Einrichtung wurde nicht angegeben.
Sturzverletzung: Aufbringen eines Pflasters durch Mitarbeiterinnen und Mitarbeiter der Einrichtung führt zur Einschätzung »ärztlich behandlungsbedürftig«.	Änderungen in der Maßnahmenplanung aufgrund einer Sturzverletzung wurden nicht angegeben.
Einzelheiten zur Anwendung von Gurten (z. B. Art des Gurtes) wurden nicht korrekt angegeben.	Eine Gurtfixierung, die in den letzten vier Wochen vor der Ergebniserfassung erfolgte, wurde nicht angegeben.

* QPR vollstationär, S. 134

7 Besondere Bedarfskonstellationen

Unter den besonderen Bedarfskonstellationen versteht man Dinge, die nicht alltäglich angewendet werden oder anfallen. Diese werden in der neuen vollstationären QPR deshalb auch unter diesem gesonderten Punkt erfasst.

65. Fehler: **Genehmigte freiheitseinschränkende Maßnahmen werden nicht mehr überprüft**

Freiheitseinschränkende Maßnahmen können nur in drei Fällen einwandfrei rechtens sein:

1. Der Pflegebedürftige persönlich stimmt zu (= Selbsteinwilligung).
2. Es besteht ein rechtfertigender Notstand (§ 34 StGB). Das Pflegepersonal muss umgehend handeln, um akute Gefahren abzuwenden.
3. Das Gericht genehmigt eine Maßnahme für einen bestimmten Zeitraum (i.d.R. zwei Jahre). Entweder bestimmt der Richter selbst, oder er überträgt die sogenannten »unterbringungsähnlichen Maßnahmen« auf den Betreuer, damit dieser entscheidet. Das ist nicht wirklich gut, aber leider Praxis in einigen Bundesländern.

Alle anderen Möglichkeiten, z. B. der Schutz vor dem unwillkürlichen Herausfallen sind keine Freiheitseinschränkung. *»Eine Freiheitsentziehung ist nicht anzunehmen, wenn der Betreute auch ohne die Maßnahme gar nicht in der Lage wäre, sich fortzubewegen.«*[45]

---

[45] Bundesministerium der Justiz und für Verbraucherschutz (2018): Betreuungsrecht. S. 23. Im Internet: https://www.bmjv.de/SharedDocs/Publikationen/DE/Betreuungsrecht.html

Wichtig **Welchen Nutzen hat eine Maßnahme?**

Gerade bei richterlicher Genehmigung fragt kaum noch eine Pflegekraft nach der Notwendigkeit einer Maßnahme. Aber jede Maßnahme in der Pflege muss auf ihren Nutzen hin hinterfragt werden, das ergibt bereits der letzte Schritt eines Pflegeprozesses, die Evaluation. Das bedeutet auch, dass freiheitseinschränkende Maßnahmen auf ihren Nutzen hin überprüft werden müssen – und auf Alternativen.

Dies wird auch in den vollstationären QPR gefordert. So heißt es unter Frage 4.4: *»Zu prüfen ist, ob freiheitsentziehende Maßnahmen soweit wie möglich durch alternative Maßnahmen ersetzt und in dem Fall, in dem sie nicht vermeidbar sind, fachgerecht angewendet werden.«*[46]

Wie kann dieser Punkt nun nachgewiesen werden? Es gäbe die Möglichkeit, die Überprüfung in den Turnus der Evaluation einzubauen. Die freiheitseinschränkenden Maßnahmen sollten ohnehin in der SIS® oder Planung auftauchen und somit wäre eine regelmäßige Überprüfung leicht sicherzustellen. Wer das nicht möchte, sollte sich ein anderes Kontrollsystem aufbauen, ggf. auch im Rahmen von Pflegevisiten o.ä.

66. Fehler: Freiheitseinschränkende Maßnahmen gibt es nicht im ambulanten Bereich

Wenn man sich das Gesetz zur Grundlage heranzieht, wird klar, dass sich der Gesetzgeber beim § 1906 BGB zunächst mit Maßnahmen in Einrichtungen, Heimen und anderen Einrichtungen befasste. In Absatz 4 ist nur von jemandem die Rede, der *»... in einer Anstalt, einem Heim oder einer sonstigen Einrichtung aufhält, ohne untergebracht zu sein.«*

[46] QPR vollstationär, S. 59

Das bedeutet nicht, dass der häusliche Bereich ein rechtsfreier Raum ist: *»Wenn Betreute außerhalb geschlossener Abteilungen in Heimen oder sonstigen Einrichtungen leben, so ist dies an sich nicht genehmigungsbedürftig. Der Genehmigung des Betreuungsgerichts bedarf es jedoch in allen Fällen, in denen einem Betreuten durch mechanische Vorrichtungen, Medikamente oder auf andere Weise über einen längeren Zeitraum oder regelmäßig die Freiheit entzogen werden soll (sog. freiheitsentziehende Maßnahmen, § 1906 Absatz 4 BGB).«*[47]

Fazit **Ambulant wie stationär**

Alles, was die Freiheit eines Menschen einschränkt, ist eine freiheitseinschränkende Maßnahme. Dabei ist es unerheblich, wo dieser Mensch lebt. Schließlich ist die freie Entfaltung der Persönlichkeit zum Glück ein Grundrecht in Deutschland, ungeachtet der Herkunft, der Religion, Hautfarbe etc.

67. Fehler: MDK bewertet Vorlage einer Genehmigung oder Selbsteinwilligung bei FEM

Das MDK- oder PKV-Prüfteam hat in der Vergangenheit in der Frage der Freiheitseinschränkung kräftig mitgerührt. Und das oft ohne jede rechtliche Kenntnis zu dem Thema, dafür aber mit einer gehörigen Portion Selbstbewusstsein. Einige Prüfer haben mit ihrem Auftreten für reichlich Unruhe in Einrichtungen gesorgt. Damit ist nun Schluss!

Zumindest beim Thema »Freiheitseinschränkende Maßnahmen« ist die vollstationäre QPR eindeutig: *»Sollten bei einer freiheitsentziehenden Maßnahme keine Einwilligung oder richterliche Genehmigung bzw. keine richterliche Anordnung vorliegen, dann wird dies erfasst, fließt aber nicht in die Beurteilung ein, da es sich um eine ordnungsrechtliche Frage handelt, die die Prüferin oder der Prüfer nicht beurteilen sollte.«*[48]

---

[47] Bundesministerium der Justiz ... 2018, S. 23
[48] QPR vollstationär, S. 59

Fazit **Ordnungsrecht ist nicht Sache des MDK**

Ob Einwilligung, Genehmigung vom Gericht oder was auch immer. Diese ordnungsrechtlichen Fragen sind nicht Thema des MDK- oder PKV-Prüfteams. Verweisen Sie hier also im Zweifel auf die vollstationäre QPR (Seite 59).

68. Fehler: **Medikamente werden nicht als FEM angesehen**

In der Vergangenheit wurden lediglich mechanische Maßnahmen als Freiheitseinschränkung gewertet: Bettseitenteile, Stecktische, Gurte etc. Aber auch medikamentöse Maßnahmen stehen schon lange im Fokus der Justiz. So zu lesen im § 1906 BGB Absatz 4, der sich mit Unterbringung und unterbringungsähnlichen Maßnahmen befasst, wenn *»durch mechanische Vorrichtungen, Medikamente oder auf andere Weise über einen längeren Zeitraum oder regelmäßig die Freiheit entzogen werden soll.«*

Tipp

Vorsicht bei Bedarfsmedikationen wie »Melperon bei Unruhe«. Solche Einträge klingen wie eine Freiheitseinschränkende Maßnahme. Also so, als ob man seine Ruhe haben möchte – und werden von Außenstehenden im Einzelfall auch als FEM gewertet. Beschreiben Sie statt der »Unruhe« stets konkret das Verhalten, das der Medikation vorausgehen muss (▶ 37. Fehler: Annahme, die Bedarfsmedikation mache der Arzt).

69. Fehler: **Überleitungsbogen wird nicht erstellt**

Dass die Einrichtungen einen Überleitungsbogen erstellen müssen, ist den meisten schon klar. Einige Einrichtungen haben allerdings aufgehört, bei jeder Überleitung den Bogen auszufüllen, weil sie das Gefühl hatten, dass die Krankenhäuser diese Bögen überhaupt nicht anschauen. Die Mitarbeiter der Einrichtungen wollten sich keine unnötige Arbeit machen. In den vergangenen Jahren fragte auch keine Prüfbehörde danach, ob der Überleitungsbogen tatsächlich und nachweislich ausgefüllt wurde. Wo die Kontrolle fehlt, geschehen Nachlässigkeiten.

Die neue vollstationäre QPR[49] fragt nun erstmals explizit nach diesen Überleitungsbögen.

- Möchte die stationäre Einrichtung die Prüffrage 5.2 mit einem »A« bewertet haben, muss sie diese Überleitungsbögen schriftlich führen und nachweisen, dass diese mitgeliefert wurden. Die Pflegeeinrichtung muss also einen Durchschlag/Kopie der Überleitung bei der Prüfung vorlegen können.
- Erfolgte die Überleitung nur mündlich, wird diese Frage mit einem »C« bewertet.
- Kann die Überleitung noch nicht einmal mündlich nachgewiesen werden, geht der Prüfer davon aus, dass keine Informationsweitergabe erfolgte. Dann ist dies sogar mit der schlechtesten Bewertung »D« zu verzeichnen.

Ambulant ist diese Prüffrage weder in der alten QPR (bis 2020) noch in der neuen enthalten. Dies liegt vermutlich daran, dass die ambulanten Dienste selten anwesend sind, wenn Kunden ins Krankenhaus verlegt werden. Anders verhält es sich bei der Aufnahme aus einem Krankenhaus. Diese Frage wurde neu in den Katalog aufgenommen und findet sich gleich als erste Frage 1.1. Aufnahmemanagement im Entwurf.[50]

7

---

49 Ebd., S. 55
50 Büscher et al. 2018, S. 178

8 Umgang mit Menschen mit psychischen Problemlagen

70. Fehler: Bei herausforderndem Verhalten wird keine Ursachenforschung betrieben

Menschen mit Demenz zeigen nicht selten herausfordernd erlebtes Verhalten und psychische Problemlagen, die sie und auch ihr Umfeld belasten. Nun darf man die Menschen mit Demenz nicht auf ihre Krankheit allein reduzieren. Deshalb sagen Sie bitte nicht »der Demente« oder »der Demenzbereich«. Stellen Sie immer den Menschen vor die Erkrankung. Sagen Sie also »Mensch mit Demenz« und »Wohnbereich für Menschen mit Demenz«. Sprache ist Macht.

Das herausfordernde Verhalten, das Menschen mit Demenz oder anderen psychischen Erkrankungen aufweisen, darf auch nicht allein auf die Erkrankung geschoben werden. Einige Verhaltensmuster sind erlernt, andere werden provoziert und projiziert.

Wenn ein Mensch mit Demenz seine grüne Jacke sucht und fortwährend die gleiche Antwort erhält (»ist bei der Wäsche«), glaubt er das am dritten Tag nicht mehr recht. Eine gute Hausfrau wäscht ihre Wäsche schnell weg, weil sie nicht so viel davon hat. Die Folge kann sein, dass der Klient noch weniger Wäsche aus der Hand gibt, weil er denkt, er bekäme sie nicht zurück.

Verhalten ist erlernbar, bis ins hohe Alter und unabhängig von einer Grunderkrankung. Akzeptieren Sie das Verhalten eines Menschen mit Demenz oder einer anderen psychischen Erkrankung, aber analysieren Se es. Jedes Verhalten hat eine Ursache! Wenn Sie die Ursache verstehen, verstehen Sie auch den Ihnen anvertrauten Menschen.

71. Fehler: Ungepflegte Fingernägel sorgen für eine schlechte Bewertung

Wer hat das nicht schon in Prüfungen erlebt: Die Prüfer sind mit dem Pflegezustand des Pflegebedürftigen unzufrieden. Die Haare sind fettig, die Fingernägel schmutzig, die Kleidung nicht angemessen etc.

Sowohl in der alten als auch in der neuen vollstationären QPR wird die Selbstbestimmung der Pflegebedürftigen hervorgehoben. Zudem hat die Einrichtung (und ihre Mitarbeiter) nur begrenzte Einwirkungsmöglichkeiten. Wenn ein Pflegebedürftiger nicht gewaschen werden möchte, haben Einrichtung und Mitarbeiter keine Möglichkeit, das Waschen durchzusetzen. Lässt der Pflegebedürftige das Umkleiden nicht zu, können Sie zwar mit ihm reden. Doch wenn er sich weiterhin weigert, lässt sich an dem Zustand nichts ändern. Die begrenzten Einwirkungsmöglichkeiten der Einrichtung werden in den neuen QPR nun auch explizit hervorgehoben.

Vollstationäre QPR[51]:

- *»Bereitschaft der versorgten Person, die Hinweise der Mitarbeiterinnen und Mitarbeiter anzunehmen: Wenn kognitiv unbeeinträchtigte Personen beispielsweise mehrfach auf verhaltensbedingte Risiken hingewiesen werden,*

[51] QPR vollstationär, S. 122

diese aber ihr Verhalten nicht anpassen, so hat die Einrichtung die aus fachlicher Sicht erwartbaren Maßnahmen ergriffen; ihre Wirkung ist jedoch durch Faktoren, auf die sie nur wenig einwirken kann, begrenzt.

- *Fähigkeit der versorgten Person, im Rahmen der pflegerischen Unterstützung zu kooperieren: Die Wirkung von fachgerechten Lagerungsmaßnahmen bei kognitiv beeinträchtigten Personen kann dadurch aufgehoben werden, dass die betreffende Person immer wieder eine Körperhaltung annimmt oder Bewegungen durchführt, durch die Scherkräfte wirksam werden und ein Dekubitus entsteht. Nicht jeder neu entstandene Dekubitus kann also als Ergebnis eines fachlichen Defizits eingestuft werden.*
- *Versorgung durch externe Kooperationspartnerinnen oder Kooperationspartner: Die gesundheitliche Situation von versorgten Personen wird maßgeblich durch ärztliches Handeln (oder Nicht-Handeln) beeinflusst. Die Einwirkungsmöglichkeit der Einrichtungen ist bei der Behandlungspflege weitgehend auf die fachgerechte Durchführung an- bzw. verordneter Maßnahmen und die Kommunikation mit der Ärztin oder dem Arzt begrenzt.*
- *Unrealistische Erwartungen an die Versorgung: Serviceleistungen der Einrichtungen wie Fahrdienste, die nicht zu den vertraglich geregelten Aufgaben der Einrichtung und ihrer Mitarbeiterinnen und Mitarbeiter gehören, liegen nicht im Einwirkungsbereich der Einrichtungen. Auch in anderen Fällen können die Wünsche der versorgten Personen die Verantwortung der Einrichtung für die fachgerechte Versorgung und das Wohlergehen der Personen übersteigen.«*

Ambulante QPR (Entwurf)[52]:

- *»Die ambulanten Pflegedienste verfügen über einen begrenzten Auftrag, der sich in einem Vertrag, der zwischen Pflegehaushalt und Pflegedienst abgeschlossen wird, konkretisiert. Dieser Vertrag lässt in der Regel Rückschlüsse zu über die zeitliche Eingebundenheit des Pflegedienstes im jeweiligen Haushalt und die pflegerischen Maßnahmen, für die der Pflegehaushalt den Pflegedienst in Anspruch nehmen möchte. […]*
- *Neben die zeitlich begrenzte Eingebundenheit des ambulanten Pflegedienstes tritt die vielfach zeitlich sehr viel umfangreichere pflegerische Unterstüt-*

[52] Büscher et al. 2018, S. 57

zung durch Angehörige des pflegebedürftigen Menschen, die nach wie vor den größten Teil der häuslichen Pflege gewährleisten. Die Angehörigen können einen sehr positiven Einfluss auf das Gesamtergebnis ausüben, wenn sie mit viel Geduld, Zuneigung, Engagement und Kompetenz die Pflege durchführen. Sofern ihnen das aus welchem Grund auch immer nicht gelingt, kann es nicht nur dazu kommen, dass die Angehörigen einen geringeren Einfluss auf das Gesamtergebnis haben. Im schlechten Fall kann die Unterstützung durch Angehörige sogar eine negative Beeinflussung oder gar eine Gefährdung des pflegebedürftigen Menschen mit sich bringen. Der ambulante Pflegedienst steht dabei ein wenig zwischen den Stühlen, in dem ihm einerseits nur eine begrenzte Einflussmöglichkeit zur Verfügung steht und er andererseits nicht nur mit den Angehörigen kooperativ zusammenarbeiten sollte, sondern ihnen ebenfalls eine Unterstützung zukommen lassen sollte, sofern die Angehörigen dieses Angebot annehmen.

- *Die häusliche Umgebung kann sich förderlich oder hinderlich auf die Durchführung der Pflege auswirken. Anders als im stationären Bereich haben die ambulanten Pflegedienste nur wenige Möglichkeiten, das häusliche und räumliche Umfeld zu beeinflussen. Sie können bestenfalls Hinweise geben und Im Rahmen ihrer Möglichkeiten darauf einwirken, dass diese umgesetzt werden.*
- *Neben dem ambulanten Pflegedienst sind vielfach auch andere professionelle Akteure in die häusliche Versorgung eingebunden. In erster Linie ist dabei an die Hausärzte der pflegebedürftigen Menschen zu denken, aber auch die Einbindung anderer professioneller Dienstleister ist grundsätzlich denkbar. Die Kooperation mit den Hausärzten konkretisiert sich in der Verordnung von Maßnahmen der häuslichen Krankenpflege, die in diesem Bericht bereits angesprochen wurde. Sinnvollerweise sollten die im Pflegehaushalt involvierten Akteure gut miteinander kooperieren. Da jedoch für das Gelingen einer solchen Kooperation keine feste Zuständigkeit besteht, gelingt die Kooperation nicht immer. Der Einfluss (positiver oder negativer Art) anderer professioneller Akteure ist daher ebenfalls zu berücksichtigen.*
- *Nicht zuletzt sind die Einflussmöglichkeiten der ambulanten Pflegedienste durch die bestehenden Rahmenvereinbarungen und unterschiedliche vertragliche Regelungen bestimmt. Diese geben das verfügbare Leistungsspektrum vor. Die damit zusammenhängende Problematik wurde im Rahmen dieses Berichts bereits ausgeführt.«*

Fazit **Selbstbestimmungsrecht**

Das Grundrecht auf freie Entfaltung der Persönlichkeit kann nicht durch die Mitarbeiter von Einrichtungen beschränkt werden.
Und Prüfer haben nicht das Recht vorzuschreiben, wie, mit was und wann ein Pflegebedürftiger versorgt wird.

72. Fehler: Selbstbestimmtes Handeln wird nicht akzeptiert

Klienten in Heimen stehen viel stärker unter Aufsicht als im ambulanten Bereich. Außerdem denken viele Pflegekräfte im Heim, sie hätten die komplette Verantwortung für ihre Kunden und handeln entsprechend. Wo im ambulanten Dienst der Kunde zu seinem »gefährlichen Teppichläufer« beraten wird, denken einige Pflegekräfte im Heim, der Teppich muss weg – koste es, was es wolle. Oder sie sehen sich in der Verantwortung, wenn der Klient sich nicht gern wäscht oder waschen lässt und mitunter ungepflegt aussieht. Auch hier gehen einige Pflegekräfte sehr weit in ihrer »Fürsorge« und bedrängen den Klienten regelrecht. Teilweise grenzt das Handeln einiger Pflegekräfte auch an freiheitseinschränkende Maßnahmen (▶ Kap. 7).

Ganz gleich, was der Klient möchte, eine freiheitseinschränkende Maßnahme ist nur mit richterlichem Beschluss oder bei akuter Gefahr in Verzug umzusetzen. Es stellt aber keine akute Gefahrensituation dar, sich nicht waschen zu wollen, auch wenn eine Inkontinenz vorliegt. Die Pflegekraft ist nicht berechtigt, Maßnahmen gegen den Willen des Pflegebedürftigen durchzusetzen.

Wenn ein Klient gewisse Leistungen der Pflege nicht annehmen möchte, so ist dies sein gutes Recht. Hier gilt nur: Akzeptieren und dokumentieren! So sehen es auch die QPR vor:

Ambulant[53] ist zu lesen, dass die Missachtung der Selbstbestimmung zu schlechter Bewertung führt: »*Eine nicht bedürfnisgerechte Versorgung zählt ebenfalls zu den negativen Folgen. Beispiele hierfür sind die regelmäßige Verweigerung von Selbstbestimmung oder die regelmäßige Missachtung von explizit geäußerten, dokumentierten Wünschen.*«

Auch stationär ist dieser Satz in ähnlicher Weise[54] zu lesen: »*Eine nicht bedürfnisgerechte Versorgung zählt ebenfalls zu den negativen Folgen. Beispiele hierfür sind die wiederholte Verweigerung von Selbstbestimmung oder die regelmäßige Missachtung von explizit geäußerten/dokumentierten Wünschen.*«

Fazit **Die QPR sind eindeutig!**

Und Ihre Leitbilder sicherlich auch: Pflegekräfte sollten die Klienten nicht überfahren, sondern deren Lebensstil und Wünsche respektieren. Wenn das Verhalten eines Klienten Ihnen Anlass zur Sorge gibt, dann beraten Sie ihn nachweislich, um sich rechtssicher zu stellen. Akzeptieren Sie das Handeln und dokumentieren Sie dieses.

73. Fehler: Pflegebedürftige haben nur Pflichten, aber keine Rechte

Immer wieder erlebe ich falsch verstandenes Pflichtgefühl bei Pflegepersonen. Sie sind der Meinung, ein Pflegebedürftiger müsse gewaschen sein, top gepflegt, einen BMI über 19 haben, ausreichend trinken und seine Medikamente einnehmen. Grundsätzlich gilt: Ein Kunde muss gar nichts, die Pflegemitarbeiter müssen. Nämlich nachweisen, was sie festgestellt, was sie getan haben und wie sie ggf. bei auftretenden Krisen interveniert haben (siehe vorangegangenen Fehler).

---

[53] Büscher et al. 2018, S. 53

[54] QPR vollstationär, S. 120

Wichtig **Pflegebedürftige haben Rechte, keine Pflichten!**

In stationären Pflegeeinrichtungen hat jeder Bewohner das Recht auf wöchentliches Baden oder Duschen. Dieses Recht ergibt sich aus den Rahmenverträgen nach § 75 SGB XI und steht so auch als Regelleistung in den meisten Heimverträgen.
Ein Kunde im ambulanten Bereich hat das Recht, dass die vereinbarte Leistung sach- und fachgerecht durchgeführt wird.

Darauf verweisen die Mitarbeiter des MDK immer wieder bei Prüfungen. Schließlich ist es auch ihre Aufgabe, die Einhaltung der Vorgaben zu überprüfen. Dass es einem Kunden zusteht, wöchentlich zu baden oder zu duschen oder die vereinbarte Leistung einzufordern, bedeutet aber keineswegs, dass ein Kunde diese Leistung auch in Anspruch nehmen **muss**.

Wenn ein Pflegebedürftiger eine Leistung ablehnt, so wird diese auch nicht durchgeführt. Ein Baden oder Duschen gegen den erklärten Willen wäre eine Verletzung des Grundgesetzes (Schutz der Menschenwürde nach Art. 1 GG, freie Entfaltung der Persönlichkeit nach Art. 2 Abs. 1 GG, Recht auf körperliche Unversehrtheit nach Art. 2 Abs. 2 GG sowie Freiheit nach Art. 2 Abs. 2 GG).

MDK-Prüfer fragen bei Prüfungen zu recht: »Wieso?« Wieso ist jemand dünn, wieso trinkt jemand nur 800 ml, wieso liegt jemand permanent im Bett, wieso hat jemand lange, ungepflegte Fingernägel, wieso ist jemand nicht gewaschen, wieso trägt jemand unter dem Pulli einen Pyjama etc.? Die Frage »Wieso?« ist berechtigt, aber nicht gleichbedeutend mit: »So nicht.«

Auch Angehörige von Pflegebedürftigen möchten mitunter Dinge, die der Kunde selbst nicht mag.

Info

Bei allen berechtigten oder unberechtigten Bedenken gilt: Der Pflegebedürftige entscheidet, wann und ob er duschen oder baden möchte. Wie viel er isst oder trinkt. Ob und wenn ja, an welcher Beschäftigung er teilnimmt etc.

Wenn der Pflegebedürftige irgendeine angebotene Leistung nicht möchte, sollte lediglich aus der Pflegedokumentation hervorgehen, dass er diese Leistung angeboten bekam, aber ablehnte. Im Erhebungsbogen in den QPR findet sich die immer gleiche Fragestellung zu den o. g. Themen. Ambulant geht es um »vereinbarte Leistungen« und stationär um Dinge »im Rahmen der Einwirkungsmöglichkeit der Einrichtung« oder »den Gewohnheiten des Bewohners entsprechend«.

74. Fehler: **Eine Überversorgung wird positiv gewertet**

Immer noch findet der MDK eine sogenannte »Überversorgung«, z. B. beim Einsatz von Inkontinenzmaterialien. Da tragen Pflegebedürftige einen Katheter und/oder ein geschlossenes Inkontinenzsystem. Als Begründung dafür werden Durchfälle angegeben oder große Ausscheidungsmengen. Schaut man in die Pflegeplanung, steht dort nichts von intermittierenden Durchfällen oder großen Urinmengen. Schaut man die Stuhlgangliste an, so stellt man fest, dass die Stuhlentleerung seit einiger Zeit im Schnitt alle drei Tage stattfindet…

Da wird angegeben, der Pflegebedürftige bewege sich im Bett sehr viel. Schaut man in die Pflegeplanung (Mobilität), steht dort aber oft das Gegenteil, nämlich, dass der Pflegebedürftige weitgehend immobil wäre und sich kaum bewegen könne.

Es ist nicht so, dass Pflegekräfte generell gern überversorgen. Doch wenn ein Pflegebedürftiger erst einmal das geschlossene Inkontinenzmaterial oder einen transurethralen Dauerkatheter erhalten hat, denkt kaum jemand noch daran, diese Versorgung nach Abklingen der Symptome oder veränderten Bedingungen einer kritischen Prüfung zu unterziehen.

Manchmal kommen Pflegebedürftige mit einem Dauerkatheter aus dem Krankenhaus zurück. Dann wird dieser Katheter allzu oft einfach belassen, statt die Notwendigkeit zu hinterfragen.

In anderen Fällen werden Pflegebedürftige nicht mehr auf die Toilette gesetzt, weil die Pflegekräfte es für sinnlos halten. Der Bewohner verstünde ja nicht mehr, was er auf der Toilette tun soll.

Andere Klienten erhalten ihre Brille nicht mehr. Diese würde nur drücken der Klient könne sowieso nicht mehr lesen. Wieder andere erhalten jedes Getränk des Tages in einem Schnabelbecher, ungeachtet der Tatsache, dass unterschiedliche Getränke in unterschiedliche Gefäße gehören (wie zuhause auch) und dass es einen Unterschied macht, ob der Klient am Tisch sitzt oder auf dem Sofa/Bett liegt, ob es Morgen oder Abend ist etc.

Gemäß den QPR stellen solche Überversorgungen eine negative Versorgung dar. Denn in vielen Prüffragen steht immer wieder das Wort »bedarfsgerecht«, »bedürfnisgerecht« oder »angemessen«. Einige Beispiele:

Stationär:

- Prüffrage 1.2: »Werden erforderliche Hilfsmittel zur Unterstützung der Ernährung und Flüssigkeitsaufnahme fachgerecht eingesetzt?« Hier wird verlangt dass geeignete Hilfsmittel individuell auf die Situation angepasst eingesetzt werden
- Prüffrage 1.3: »Werden geeignete Maßnahmen zum Kontinenzerhalt, zur Unterstützung bei Kontinenzverlust oder beim Umgang mit künstlichen Ausgängen durchgeführt?«
  - »Werden erforderliche Hilfsmittel zur Unterstützung der Ernährung und Flüssigkeitsaufnahme fachgerecht eingesetzt?« Hier geht es da-

rum, dem Versorgungsbedarf und dem Kontinenzprofil entsprechende Hilfen zu leisten und Hilfsmittel einzusetzen.

- Prüffrage 3.1: »Werden geeignete Hilfsmittel zur Kompensation der Beeinträchtigungen des Seh- oder Hörvermögens eingesetzt?« Hier wird gefordert, dass pflegebedürftige geeignete Hilfsmittel tragen die ihrem Bedarf entsprechend auch angepasst sind.

Ambulant:

- *Frage 2.2 Unterstützung bei Verhaltensauffälligkeiten und psychischen Problemlagen*
  - *Hier wird erwartet, dass der ambulante Dienst zur »Reduktion von Verhaltensweisen und zur Sicherstellung einer geeigneten Lebensumgebung« beiträgt.*
- *Frage 2.7: »Werden geeignete Maßnahmen zum Kontinenzerhalt, zur Unterstützung bei Kontinenzverlust oder beim Umgang mit künstlichen Ausgängen durchgeführt?«*

Info

Eine Überversorgung ist zudem eine sogenannte passivierende Pflege. Diese wiederum ist das Gegenteil einer aktivierenden Pflege, die für alle Einrichtungen sicher oberstes Gebot sind.

9 Organisation

75. Fehler: Das Übergabebuch für ambulante Dienste wird als verpflichtend angesehen

Anders als in vielen stationären Einrichtungen gibt es in der ambulanten Pflege keine Übergabegespräche zwischen den einzelnen Schichten und Touren. Die Mitarbeiter der einen Tour sehen die Kollegen der anderen Tour nur sehr unregelmäßig bzw. nur bei Sitzungen und Besprechungen.

Hier stellt sich auch bei MDK-Prüfungen die Frage, wie die Informationen zwischen den Mitarbeitern fließen. Nichts liegt für Mitarbeiter und auch einige MDK-Prüfer näher, als nach einem schriftlichen Informationswesen zu verlangen. Das Übergabebuch scheint das geeignete Instrument für die Weitergabe der tourenübergreifenden Informationen zu sein. So habe ich in vielen ambulanten Diensten zu hören bekommen, dass der MDK ein Übergabebuch empfohlen, in einigen Fällen sogar verlangt habe.

Info

Ein Übergabebuch widerspricht aber einem Grundsatz der Dokumentationsführung, nämlich dass alle Daten im Original zu erfassen sind. Das bedeutet, Informationen, wie z. B. der Kunde habe Durchfall, die Schmerzmedikamente greifen nicht, das Gesäß eines Kunden sei gerötet etc., haben in einem Übergabebuch nichts zu suchen. Diese Informationen gehören in die Dokumentation des Kunden.

Zudem stellt sich die Frage, warum ein Mitarbeiter schon vor Eintreffen beim Kunden wissen muss, dass der Kunde eine Rötung oder Durchfall hat. Es genügt doch, wenn der Mitarbeiter in die Wohnung kommt, den Kunden begrüßt, ihn fragt, wie es ihm geht, die Mappe aufschlägt und den letzten Eintrag liest. Das dauert nur wenige Sekunden.

Der Kunde, der nicht gewohnt ist, dass ein Mitarbeiter zuerst in die Dokumentation schaut, wird im ersten Moment irritiert sein. Aber er wird sich daran gewöhnen und im Laufe der Zeit wird die Professionalität sicher auch für ihn ersichtlich, wenn der Mitarbeiter nicht einfach zur Tür hereinkommt und loslegt, sondern sich zunächst alle erforderlichen Informationen beschafft.

Zudem sind diese Übergabebücher eine doppelte Dokumentationsquelle und bergen das Risiko, dass etwas vergessen wird. Entweder in der Akte vor Ort beim Kunden oder im Übergabebuch.

Ein weiterer Aspekt ist die Qualität der Berichtseinträge: Sie wird automatisch steigen, wenn alle Mitarbeiter gezwungen sind, in die Dokumentation hineinzusehen und die Informationen nur noch aus der Akte genommen werden, statt weitere Hilfsmittel wie Übergabebücher zu nutzen.

In den künftigen QPR ambulant wird sich kein Hinweis mehr zu Übergaben, Übergabegesprächen oder Übergabebüchern finden lassen. Der ambulante

Dienst regelt selbst, was wie wie oft und mit welchem Instrument übergeben wird. Wenn alle Informationen zum Kunden in der Akte zu finden sind, benötigt man ggf. noch Informationsblätter oder Bücher, welche die organisatorischen Dinge regeln, z. B. dass noch ein Rezept besorgt werden muss, ein Kunde heute zur anderen Zeit möchte oder ähnliches, was ein Mitarbeiter wissen muss, bevor er auf Tour fährt.

Tipp

Überdenken Sie die Übergabebücher. Denn

1. Ist die Dokumentation der Informationsquell Nummer 1 und
2. ein gut geführtes Übergabebuch der Untergang einer gut geführten Dokumentation, außerdem
3. reicht es, vor der Tour die organisatorischen Dinge (z. B. Rezepte, veränderte Tour) zu wissen. Aber Detailwissen (Rötung, Durchfall, Schmerz) kann direkt beim Kunden in Erfahrung gebracht werden kann.

76. Fehler: Annahme, Übergabebücher seien verboten

Auch wenn das Führen eines Übergabebuchs für pflegerische Informationen eine unsinnige Doppeldokumentation darstellt, gesetzlich verboten ist es nicht wirklich.

Dennoch verstößt der Eintrag einer pflegerischen Beobachtung in eine andere Informationsquelle als die Pflegedokumentation gegen die Grundsätze der Dokumentation. Wie im Fehler zuvor beschrieben, stellt ein Übergabebuch für pflegerische Aspekte eine Doppeldokumentation dar, damit zusätzliche Arbeit und hält nur davon ab, in die Berichte vor Ort beim Kunden zu schauen.

Tipp

Sinnvoll kann jedoch ein Organisationsbuch sein. Dort sind alle organisatorischen Belange für die nachfolgenden Kollegen hinterlegt: Wenn ein Kunde z. B. am Abend eine frühere Versorgung wünscht, wenn ein Kunde eine bestimmte Leistung abgerufen hat, wenn Materialien mitzunehmen oder Änderungen der Tour vorzunehmen sind. Dafür ein Übergabebuch zu führen ist durchaus sinnvoller als eine permanente »Zettelwirtschaft« im Büro oder den Dienstfahrzeugen oder gar, wie viele Kollegen es tun, eine mündliche, telefonische Übergabe.

77. Fehler: **MDK-Prüfer betrachten Pflegevisiten als Pflicht**

MDK-Prüfer sehen die Pflegevisiten sehr oft als verpflichtend an. Mehr noch, Prüfer kritisieren auch oft die Häufigkeit und mitunter auch Form und Inhalte von Pflegevisiten.

Grundsätzlich ist hier zu sagen, dass in den QPR weder die Anzahl der Visiten benannt wird noch gibt es eine Prüffrage, die sich mit Pflegevisiten befasst.

Da der Strukturteil sowieso schon komplett verkürzt wurde (▶ 18. Fehler: Der Strukturteil gilt als anstrengend), gibt es keine explizite Prüffrage zu den Pflegevisiten. Wenn allerdings bei der Versorgung von Pflegebedürftigen Defizite auftauchen, wird die Pflegevisite in der vollstationären QPR unter der Prüffrage 6.3[55] sicher wieder auftauchen, bei der Frage zu den »Maßnahmen zur Vermeidung und zur Behebung von Qualitätsdefiziten«.

---

[55] Ebd., S. 118

Selbst in den alten QPR ambulant (die voraussichtlich bis Mitte 2020 in Kraft sein werden) findet sich kein Hinweis auf Pflegevisiten.

Fazit **Pflegevisiten sind keine Pflicht**

Stattdessen sind Pflegevisiten eine von mehreren Varianten der internen Qualitätssicherung und Fachaufsicht. Damit sind Pflegevisiten eine gute Möglichkeit, die eigene Pflegequalität im Betrieb zu überprüfen – auf freiwilliger Basis.

78. Fehler: MDK-Prüfer kritisieren Art und Ablauf von Fallbesprechungen

Fallbesprechungen sind ein Instrument der internen Qualitätssicherung. Sie dienen unter anderem dazu, dass sich ein Team von Mitarbeitern, die an der Pflege eines Kunden beteiligt sind, über die aktuelle Situation des Pflegebedürftigen verständigt.

Diese Fallbesprechungen werden in keinen QPR als Wort erwähnt. Somit ist klar, wie auch bei Pflegevisiten, dass die Prüfer hier nicht entscheiden können, wie, wie oft und wer diese Fallbesprechungen durchführt.

Info
Wenn eine Einrichtung Fallbesprechungen durchführt, dann legt sie selbst fest, für welche Klientel, mit welchem Formular und wie oft diese Fallbesprechungen überhaupt angesetzt werden.

79. Fehler: **Annahme, ein Tourenplan müsse schriftlich nachvollziehbar sein**

Im ambulanten Bereich bedarf es einer Tourenplanung, dies steht sicher außer Zweifel. Denn ein Dienstplan allein reicht aus, nicht um aufzuzeigen, welcher Mitarbeiter welchen Kunden zu welcher Tageszeit aufzusuchen hat. Aber wie dieser Tourenplan auszusehen hat, wirft immer wieder Fragen auf und bringt Probleme bei MDK-Prüfungen, hier insbesondere in der Abrechnungsprüfung. Dabei muss gar kein schlechtes Denken hinter Fehlern stecken.

Beispiel **Die Kollegin muss einspringen**

Julia hat Herrn T. als letzten in der Tour. Nun ruft der Kindergarten an, dass ihre Tochter hat und abgeholt werden muss. Julia bittet also ihre Kollegin Pia – in Absprache mit dem Büro – Herrn T. zu übernehmen.
Also steht zwar auf dem Tourenplan für Herrn T. und Pia setzt ihr Handzeichen auf den Leistungsnachweis. Wenn vergessen wird, den Tourenplan tagesaktuell anzupassen, wirft das bei der Abrechnungsprüfung schon den Verdacht eines Betrugs auf.

Da die ambulante Pflege einem regen Wechsel der Einsätze und Einsatzzeiten unterliegt, weichen viele Dienste auf Stecktafeln aus. Aber reicht eine Stecktafel oder muss der Mitarbeiter seine Tour von der Tafel abschreiben? Muss die Leitung per PC eine Liste erstellen? Muss gar die Tourenplanung auf EDV umgestellt werden? Und wenn ja, was muss dort hinein?
In den Verträgen der Einrichtungen und Rahmenvereinbarungen auf Landesebene finden sich hierzu kaum Hinweise. Die einzigen Aussagen zur Gestaltung eines Tourenplans finden sich in der alten (bis Mitte 2020) gültigen QPR ambulant (Frage 4.5, S. 34):

»4.5 Liegen geeignete Einsatz-/Tourenpläne vor?

a. Datum der Gültigkeit

b. tageszeitliche Zuordnung von Mitarbeitern zu versorgten Personen

c. Angabe der verantwortlichen Person«

Hieraus lässt sich jedoch keine Verpflichtung ableiten, dass Tourenpläne schriftlich zu halten sind. Denn die alte Regelung lautet: »*Zur Umsetzung der Einsatz- und Tourenpläne sind verschiedene Möglichkeiten (z. B. EDV-System, Stecktafeln, Magnettafeln) gegeben. Einsatz- und Tourenpläne konkretisieren den Dienstplan und enthalten Aussagen darüber, welche Mitarbeiter wann (Datum und tageszeitliche Zuordnung) Leistungen erbringen.*« Diese Regelung gilt gemäß MDS noch immer. So mir gegenüber schriftlich bestätigt von Jürgen Brüggemann, Teamleiter Pflege MDS, im Februar 2018.

Fazit **Freie Wahl bei der Form des Tourenplans**

Welche Form eines Tourenplanes ein Pflegedienst wählt, ist ihm überlassen. Ob Sie die alte Stecktafel schätzen, Ihre Mitarbeiter Tagebuch führen oder ob ihnen ein Ausdruck einer Software zur Tourenplanerstellung zur Verfügung gestellt wird, ist einerlei.

Eine Stecktafel kann aber nie als Beweis dafür herangezogen werden, was gestern geplant, aber so nicht stattgefunden hat. Daher ist mein Rat nach wie vor, flexibel bleiben mit der Stecktafel. Ohne schriftlichen Tourenplan gibt es keinen Ärger um die darin befindlichen Änderungen und Vergleiche mit den Leistungsnachweisen bei Kunden.

80. Fehler: **Übergaben werden nicht hinterfragt**

Die Übergaben in einigen Einrichtungen sind immer noch verbesserungsbedürftig. Es werden Informationen ausgetauscht, die sowohl geplant waren als auch in der Dokumentation schon nachzulesen sind, z. B. Baden und Duschen der Bewohner. Oder es werden Informationen über die Ausscheidungen von Pflegebedürftigen ausgetauscht und die dazugehörenden Putzarbeiten aufgezählt. Zuletzt wird die Übergabezeit natürlich auch dazu genutzt, Konversation zu betreiben und den Teamgeist zu stärken. Letzteres ist natürlich zwingend erforderlich.

Selbst in einem alten Lehrbuch von 1928 wurden Übergaben als überflüssig bezeichnet: *»Alles, was schriftlich auf der Fiebertafel oder in den Aufzeichnungen niedergelegt ist, bedarf nicht noch einer mündlichen Erörterung.«*[56]

Tipp

Arbeiten Sie doch stationär wie Ihre Kolleginnen im ambulanten Dienst. Sie haben keine Übergaben und sehen sich in aller Regel nur, wenn sie sich verabreden oder bei Besprechungen.

Wenn eine Kollegin zum Kunden fährt, weiß sie also nicht schon vorher, wer welchen Stuhlgang hatte, welche Rötung aufwies etc. Sie fährt zum Kunden, erkundigt sich nach dessen Befinden und wirft einen Blick in die Akte, während der Kunde berichtet (▶ 75. Fehler: Das Übergabebuch für ambulante Dienste wird als verpflichtend angesehen). Das dauert fünf Sekunden.

Es gibt kein Gesetz oder Verordnung, die eine Übergabe vorschreiben. Wenn eine Einrichtung ein vernünftiges Informationssystem hat, z. B. eine Dokumentationssoftware, die ein Übergabeprotokoll mit allen Besonderheiten zusammenstellen kann, so ist die Übergabe in der Tat entbehrlich. Wer die Dokumentation auf Papier führt und ein anderes Informationssystem, z. B. ein Reitersystem, nutzt, um die Informationen im Team und zwischen den Schichten fließen zu lassen, ist ebenso gut organisiert.

Oder man kommt zum Dienst und liest die Pflegeberichte von den Bewohnern, die einem in der heutigen Schicht anvertraut sind. Das dauert sicher nicht mehr als zehn Minuten für 30 Akten. Dann hat man noch den Kalender auf dem Tisch, auf dem die für diesen Tag zu erledigenden Dinge stehen, z. B. wann welcher Transport für wen bestellt ist.

---

[56] Ostermann (1928): Krankenpflegelehrbuch. Verlag Julius Springer, Berlin, S. 255

Info

Es gibt immer mehr Einrichtungen die auf die mündliche Übergabe komplett verzichten. Grundsätzlich stellt sich die Frage, warum man etwas mündlich übergeben muss, was bereits schriftlich in der Akte des Pflegebedürftigen steht. Warum soll eine Pflegekraft einer anderen das vortragen, was in einer Pflegedokumentation steht? Der Mitarbeiter, der die Schicht übernimmt, muss sowieso in die Akte schauen, um im Bilde zu sein und darf sich nicht auf die Übergabe verlassen.

Noch unverständlicher ist das Vorgehen in manchen Einrichtungen, dass es nur noch Übergaben für die Schichtleitungen gibt, die anderen Mitarbeiter aber keine Informationen erhalten, sondern sich diese selbst beschaffen müssen. Warum sollten Schichtleitungen das nicht auch können?

Überdenken Sie die Übergaben mal konsequent: Was wird besprochen?

- Dinge zum Befinden des Bewohner, die sowieso im Pflegebericht stehen müssten.
- Nebensächliche Dinge, die ggf. niemanden interessieren.
- Sehr viele persönliche Anmerkungen über Gott und die Welt.

Wie viele Mitarbeiter lauschen aufmerksam, wenn andere Kollegen in epischer Breite darlegen, wie viel sie heute gearbeitet haben oder wer alles Stuhlgang hatte?

Wer trotzdem nicht auf die Übergabe verzichten will, sollte wenigstens darauf achten, dass nicht ein ganzes Team mit dem kompletten Know-how beisammensitzt und sich nur über das Duschen und die Stuhlgänge der Bewohner unterhält.

Nutzen Sie die zur Verfügung stehende Zeit doch anders: Jeder Mitarbeiter, der zum Dienst kommt, nimmt sich die Akten der Kunden, die er in seiner

Schicht versorgen muss, und liest nach, was los war. Das dauert pro Akte nur wenige Sekunden.

Oder: Einer vom Team liest vor, was in den einzelnen Dokumentationen zum Bewohner steht. So haben alle im Team die gleichen Informationen und man bemerkt vielleicht auch schneller, wenn im Pflegebericht noch etwas fehlt oder ergänzt werden muss.

Fazit **Dienstübergaben sind ein Relikt aus früherer Zeit**

Da waren sie vielleicht notwendig, weil es noch keine aussagefähige Dokumentation gab. Übergaben sind heute aber eher Vorlesestunden, Erzählzeit und soziales Miteinander. Übergaben sind nicht verboten, aber sie sind auch nicht gefordert und ihr Sinn erschließt sich mir schon lange nicht mehr.

81. Fehler: **Der Prüfer schaut in den Beschwerdeordner**

Jede Einrichtung hat Mängel und erhält evtl. auch Beschwerden von Klienten, deren Vertretern, Zulieferern oder anderen Personen und Institutionen. Bei jeder MDK-Prüfung wird nach diesen Beschwerden gefragt. Es wird nachgefragt, ob es ein Beschwerdemanagement gibt und einige Prüfer wollen sogar die Beschwerden einsehen. Letzteres sollten Sie auf keinen Fall zulassen. Zum einen sind hier datenschutzrechtliche Aspekte zu berücksichtigen, zum anderen müssen Sie die Schwächen Ihrer Einrichtung nicht zu Markte tragen.

Auch wenn ein Prüfer das Beschwerdemanagement als Verpflichtung ansieht, bedeutet das nicht, dass er den Beschwerdeordner durchsuchen kann. Er muss sich ggf. mit einer Statistik begnügen, die anonym die Bearbeitung und Anzahl der Beschwerden aufzeigt.

Nur wer eingehende Beschwerden systematisch erfasst, kann diese systematisch abarbeiten, häufige Fehlerquellen aufdecken und sich verbessern.

Wer keine Beschwerden vorlegen kann, arbeitet nicht unbedingt in einer guten Einrichtung. Denn Kritik gibt es immer, wo Menschen mit verschiedenen Vorstellungen aufeinandertreffen. Und wer diese Kritik nicht annimmt, ist deshalb noch lange keine mustergültige Unternehmung.

82. Fehler: **Alle Expertenstandards werden sofort umgesetzt**

Die Umsetzung der Expertenstandards in der Pflege ist nicht in jedem Falle Pflicht, auch wenn sich mittlerweile sogar im Gesetz (§§ 72, 113a und 114 SGB XI) Bezüge finden.

Info

Expertenstandards sind nicht automatisch Pflicht, aber die Nichterfüllung kann das Haftungsrisiko einer Einrichtung erhöhen.

Mittlerweile gibt es neun für die Altenpflege, relevante Expertenstandards:

1. Dekubitusprophylaxe, 2. Aktualisierung Juni 2017
2. Schmerzmanagement bei akuten Schmerzen, 1. Aktualisierung Dezember 2011
3. Schmerzmanagement bei chronischen Schmerzen, April 2015
4. Sturzprophylaxe, 1. Aktualisierung Januar 2013
5. Förderung der Harnkontinenz, 1. Aktualisierung März 2014

6. Pflege von Menschen mit chronischen Wunden, 1. Aktualisierung September 2015
7. Ernährungsmanagement, 1. Aktualisierung Januar 2017
8. Expertenstandard nach § 113a SGB XI Erhaltung und Förderung der Mobilität in der Pflege Abschlussbericht 13. Juni 2014
9. Beziehungsgestaltung in der Pflege von Menschen mit Demenz März 2018

Die Implementierung eines neuen Expertenstandards oder auch die Aktualisierung eines bereits eingeführten Standards ist eine größere Aufgabe in der Pflege. Zunächst muss die Einrichtung schauen, welche Anforderungen der Prozessqualität es zu erfüllen gibt. Dann sind die entsprechenden Maßnahmen einzuleiten, wie etwa die Schulung der Mitarbeiter. Bis jeder Mitarbeiter Bescheid weiß und die entsprechenden Maßnahmen zum Pflegebedürftigen eingeleitet und in der Pflegeplanung etabliert wurden, vergehen oft viele Monate.

Dennoch sieht das Gesetz § 113 a SGB XI die Einbindung der Expertenstandards vor und wer einen Versorgungsvertrag hat, ist verpflichtet, alle Expertenstandards einzuführen (§ 72 SGB XI Abs. 3 Satz 4). Jedoch nur die, die im Bundesanzeiger veröffentlicht wurden. Das ist bei Redaktionsschluss dieses Buches zumindest beim Expertenstandard Mobilitätsförderung und dem zur Beziehungsgestaltung mit Menschen mit Demenz noch nicht der Fall gewesen.

Gleichwohl nimmt die vollstationäre QPR mit den Prüffragen zur Mobilität und Umgang mit Herausforderndem Verhalten bereits Bezug auf diese beiden Expertenstandards.

10 Denk- und Merkwürdiges aus der Praxis

83 Fehler: Fehler in der EDV-Dokumentation werden der Software angelastet

Ich kenne die meisten Softwaresysteme namentlich und viele davon habe ich bereits im Einsatz gesehen. In einigen Einrichtungen gibt es immer wieder strittige Punkte hinsichtlich der Pflegedokumentation auf PC. Die Prüfer finden sich in den Akten nicht zurecht, sie haben keine Zugriffsrechte und können nicht einfach so im System »hin- und herblättern« etc.

Es kann aber auch sein, dass die EDV nicht ausgereift oder mangelhaft ist und die Prüfer deshalb die Pflegedokumentation kritisch bewerten.

Welches System eine Einrichtung auch immer wählen mag, ob den teuersten oder den preisgünstigen Anbieter, ob nach AEDL, nach Strukturmodell oder anders geartet, z. B. nach Begutachtungsinstrument aufgebaut – niemand kann Ihnen hier Vorschriften machen. Die einzige Voraussetzung ist, dass das Dokumentationssystem den gesetzlichen Anforderungen entspricht, genauer gesagt: dem Heimgesetz (nur teil- und vollstationär), der Rahmenvereinbarung nach § 75 SGB XI.

Erforderlich ist lediglich, den Pflegeprozess abzubilden. Und das kann man mit deutlich weniger Aufwand. Es gibt keine Vorschriften darüber, welche Dokumentationsvordrucke zu verwenden sind. Es gibt auch keine Vorschriften darüber, welche Inhalte zu dokumentieren sind. Die Prüffragen geben lediglich Hinweis auf Vordrucke:

- Informationssammlung (kann in Planung/SIS® integriert sein),
- Pflegeprobleme/Risiken,
- Pflegemaßnahmen,
- Leistungsnachweis (bei Strukturmodell nur für Behandlungspflege und Lagerung),
- Pflegebericht,
- Ärztliche Anordnungen.

Sie benötigen also keinen Anamnesevordruck, wenn die Planung gleich am ersten Tag zur Informationssammlung oder die SIS® sofort am ersten Tag genutzt wird.

Wenn ein Dokumentationssystem diese Anforderungen erfüllt und den Pflegeprozess abbilden kann, ist es egal, wie es heißt und woher es kommt. Ob Papier (gekauft oder hausgemacht) oder EDV (gekauft oder selbst gestrickt).

Fazit **Kein System ohne Fehler**

Keine Software und kein System sind so schlecht, dass man nicht damit arbeiten könnte (evtl. muss man nebenher noch handschriftliche Vordrucke führen). Anderseits ist auch kein System so ausgereift, dass es keine Fehler zulässt.

Das Kernproblem einer mangelhaften Dokumentation steckt selten allein in der Software. Der Mitarbeiter, der auf dem Papier schon nicht weiß, was er wo eintragen oder wie er etwas formulieren soll, wird dieses Problem auch mit der EDV nicht lösen. Hier ist der PC eventuell sogar noch eine weitere Hemmschwelle und erschwert die Arbeit.

Tipp
Erst wenn die Mitarbeiter in der Papierdokumentation einigermaßen sattelfest sind, sollte auf EDV umgestellt werden, denn die erhobenen Daten auf Papier sind in schriftlicher Form nicht mehr weiterverwertbar.

Die EDV-Dokumentation wird die Zukunft sein und heute schon gilt: Jede Einrichtung kann sich ein beliebiges System anschaffen – niemand kann der Einrichtung hier Vorschriften machen.

84. Fehler: Abgesetzte Medikamente werden aus dem Medikamentenschrank entfernt

Mitarbeiter von Einrichtungen berichten mir bei Seminaren oder Beratungsterminen, dass sie die Anweisung hätten, alle Medikamente, die nicht aktuell gültig sind, sofort aus dem Medikamentenschrank zu nehmen.

Bei einigen Prüfungen habe ich selbst erlebt, dass die Prüfer der Meinung waren, die Medikamente müssten aus dem Schrank im Dienstzimmer entfernt werden, sobald sie für den Kunden nicht mehr aktuell angesetzt sind. Wie auch immer diese Meinung zustande kam, das Medikament im Schrank gehört dem Kunden.

Das Eigentum eines anderen, das Sie zur Verwahrung haben, können Sie aber nicht einfach wegwerfen. Das wäre unter Umständen sogar ein Eigentumsdelikt.

Das Medikament gehört dem Kunden, solange er lebt. Rein formal betrachtet könnte man sagen, dass es danach in die Erbmasse übergeht. Allerdings geht das rechtlich nicht, denn verordnete Arzneimittel dürfen nur über den Arzt (Musterpackung) oder die Apotheke (Rezept) weitergegeben werden.

Der Medikamentenschrank einer Einrichtung ist Eigentum der Einrichtung und was immer dort aufbewahrt wird, geht niemanden etwas an, sofern nicht gegen ein Gesetz verstoßen wird. Da es aber nur Gesetze im Umgang mit Arzneimitteln (z. B. Verfallsdatum) und der Hygiene gibt, die hier zutreffen könnten, aber keinesfalls ein Gesetz, dass nur aktuell angesetzte Medikament aufbewahrt werden dürften, bleibt auch ein abgesetztes Medikament so lange im Schrank, bis es unbrauchbar wird (Mindesthaltbarkeitsdatum) oder der Kunde verstirbt.

Fazit **Fragen Sie bitte nach!**

Wenn Ihnen das nächste Mal jemand sagt, abgesetzte Medikamente müssten weg, fragen Sie bitte, wo das steht und wie Sie mit der Eigentumsfrage umgehen sollen. Insbesondere dann, wenn das Medikament drei Wochen später wieder angesetzt wird, es dann nicht mehr vorrätig ist und der Arzt oder der Kunde nach dem Präparat fragt.

85. Fehler: **Verblistern der Medikamente durch die Apotheke wird abgelehnt**

Das Blistern ist eine moderne Erscheinung in vielen Regionen. Auch ich berate gern hinsichtlich der Übertragung des Richtens der Medikamente an den Apotheker. Die Medikamente der Kunden werden (ihr Einverständnis vorausgesetzt) – meist als Wochenration – in der Apotheke/Blisterzentrum gelagert, dort gerichtet und im Blister eingeschweißt. In der Einrichtung bleiben nur noch die Bedarfsmedikation und Medikamente, die sich nicht blistern lassen.

Bei MDK-Prüfungen taucht die immer gleiche Diskussion auf: Ist dieses Blistern (auch «Auseinzeln« genannt) überhaupt sinnvoll und entspricht es den Vertragsgrundlagen der Einrichtung, ist es nicht zu unsicher und werden die Pflegekräfte nicht einem zu hohen Risiko ausgesetzt?

Gerade was das Haftungsrisiko angeht, muss ich einwenden, dass ich persönlich lieber Medikamente verabreiche, die der Apotheker in einer ruhigen Umgebung gerichtet hat, als die Medikamente, die eine möglicherweise übernächtigte Nachtwache mit vielen Unterbrechungen richtete.

Es gab auch bereits einige Prozesse im Bundesgebiet, etwa weil Heimbetreiber sich diese Maßnahme nicht untersagen lassen wollten, oder weil ein Apotheker gegen den anderen klagte. Welche Bedenken hier auch immer eine Rolle spielten, die Richter haben in allen Fällen annähernd gleich entschieden: Wenn die gesetzlichen Bestimmungen eingehalten sind und die Formalien geklärt sind, spricht nichts gegen diese Maßnahme.

Die Einrichtung ist Auftraggeber und hat gegenüber dem Apotheker vertraglich dafür einzustehen, dass Verschreibungen für den zu betreuenden Personenkreis insgesamt und ausschließlich der Vertragsapotheke zugeleitet werden. Arzt und dr Apotheker haben keinen direkten Kontakt.

Die Apotheke muss individuelle Information und Beratung des zu betreuenden Personenkreises nach § 20 Abs. 1 ApBetrO sowie eine kontinuierliche Information der Mitarbeiter über die sachgerechte Lagerung von Arzneimitteln und apothekenpflichtigen Medizinprodukten sowie über Risiken im Umgang hiermit sicherstellen. Dies gilt ebenso wie die Überprüfung der ordnungsgemäßen Aufbewahrung der Medikamente.

Diese Leistung des Verblisterns kann nicht kostenlos erbracht werden, zum einen wegen des nicht unerheblichen Aufwands, zum anderen besteht ein Verbot kostenloser Zuwendungen nach § 7 Heilmittelwerbegesetz.

Die ambulanten Dienste erhalten zwar über die Verordnung ein Entgelt für das Richten der Medikamente, dieses Entgelt ist aber in vielen Fällen deutlich geringer als der Aufwand der anfällt.

Die Bedenken vieler Pflegekräfte, dass sie den Überblick verlieren, wenn die Apotheke richtet, sind nur zum Teil nachvollziehbar. Schließlich handelt es sich um die gleiche Art der Haftung, wenn ein Kollege die Medikamente richtet. Wer durchführt, haftet für die Durchführung und daher ist die Haftung gleich hoch. Wer Medikamente verabreicht, die er nicht selbst gerichtet hat, sollte dennoch wissen, was er tut, ganz gleich, wer diese gerichtet hat (Kollege oder Apotheke).

Fazit **Apotheken dürfen blistern**

Das Richten der Medikamente durch die Apotheke ist statthaft. Es stellt eine sinnvolle, weil ressourcensparende Alternative zum Richten der Medikamente durch Pflegekräfte dar. Insbesondere deshalb, weil die Behandlungspflege in stationären Einrichtungen noch immer nicht bezahlt und ambulant oft zu niedrig entlohnt wird.

86. Fehler: Annahme, das Richten in Wochendosetten sei nicht statthaft

Das Richten von Medikamenten für Tage oder eine ganze Woche ist in vielen Einrichtungen üblich, ambulant wie stationär. Bei MDK-Prüfungen (und Heimaufsichtsbegehungen) wird dieses Vorrichten häufig kritisiert. Es werden Bedenken geäußert, ob dies hygienisch einwandfrei sei; wie denn sichergestellt würde, dass Änderungen auch zeitnah umgesetzt werden und nicht zuletzt verweisen einige auf die haftungsrechtlichen Bedenken.

Wichtig **Arzneimittelgesetz beachten**

Wer beim Vorrichten der Medikamente die Bestimmungen aus dem Arzneimittelgesetz einhält, muss nichts befürchten:

- Die Medikamente müssen grundsätzlich zur Vorrichtung geeignet sein (z. B. keine Brausetabletten, Betäubungsmittel etc.),
- die hygienischen Bedingungen müssen eingehalten werden und
- bei Veränderungen ist der Inhalt der Dosette möglichst rasch anzupassen.

Ein Risiko allerdings bleibt: Wenn eine Pflegefachkraft richtet und eine andere austeilt, so muss sich die Austeilende davon überzeugen, dass sie die richtigen Medikamente für den richtigen Patienten zum richtigen Zeitpunkt verabreicht.

Das heißt: Niemand darf sich blind darauf verlassen, dass eine andere Fachkraft richtig vorgerichtet hat, sondern jeder muss persönlich kontrollieren. Denn wer durchführt, hat die Durchführungsverantwortung und da Dosetten (anders als Blister) nicht verschlossen sind, kann die Fachkraft, die gerichtet hat, immer behaupten, sie habe richtig gerichtet und jemand habe die Dosette nachträglich anders bestückt.

Beim Blistern kann man die komplette Woche hindurch sehen, was gestellt wurde und im Ernstfall aufzeigen, dass falsch gerichtet wurde.

87. Fehler: Der Apotheker richtet die Medikamente für die Einrichtung

In einigen Einrichtungen hat es sich etabliert, dass die liefernde Apotheke die Medikamente für die Klienten einer Einrichtung schon gerichtet liefert. Das bedeutet aber, die Apotheke müsste die Medikamente der Kunden in der Apotheke aufbewahren. Dies ist kritisch, denn die Medikamente, die zum Verkauf stehen, und Medikamente, die m Besitz anderer Kunden sind, dürfen nicht gemeinsam verwahrt werden. Die Apotheken müssten also verschiedene Lagerräume haben, zudem darf die Medikation in der Apotheke nur bei Vorliegen einer Herstellungserlaubnis nach § 13 AMG gerichtet werden.

Rechtanwalt Dr. Johannes Pieck hat die Voraussetzungen in der Deutschen Apotheker Zeitung zusammengefasst:

- Der Kunde (Bewohner, Patient) muss einzeln zustimmen, ist aber nicht Vertragspartner des Apothekers.
- Der Vertrag ist nach § 12a Satz 3 Nr. 1 bis 5 ApoG genehmigungspflichtig.
- Die Apotheke muss die persönlichen Medikamente getrennt von den zum Verkauf stehenden aufbewahren.

Fazit **Auf den Ort kommt es an…**

In der Einrichtung kann ein Apotheker problemlos die Medikamente für Klienten richten. In der Apotheke darf er dasselbe nur unter strengen Rahmenbedingungen.

88. Fehler: Annahme, die medizinische Behandlungspflege dürfe nur von Fachkräften erbracht werden

Bei nahezu jeder MDK-Qualitätsprüfung gibt es Diskussionen darüber, wer welche Behandlungspflege durchführen darf. Das ist in ambulanten Diensten im Versorgungsvertrag nach § 132/132a SGB V noch relativ eindeutig geregelt. Da werden einzelne Tätigkeiten aufgelistet und zwischen den Vertragspartnern (Pflegekasse und ambulanter Dienst) festgelegt, wer diese Maßnahmen durchführen darf. Auch hilft hier die Richtlinie § 92 zur Verordnungsfähigkeit der häuslichen Krankenpflege. Dort ist erkennbar, wer welche Arten der Behandlungspflege übernehmen darf bzw. was Arztsache ist.

Stationär gibt es keine generelle Vergütung für die Behandlungspflege und entsprechend auch keine generelle Vertragsregelung, die Angaben darüber enthält, welche Qualifikation im Einzelnen für welche Tätigkeit vorliegen muss.

In den QPR vollstationär[57] wird die Frage nach der fachlichen Qualifikation unter 2.4 *»Unterstützung bei besonderen medizinisch-pflegerischen Bedarfslagen« erläutert: »Bei dieser Frage geht es darum, ob die an- bzw. verordneten Maßnahmen von Pflegefachkräften durchgeführt werden und ob eine etwaige Beteiligung von Mitarbeiterinnen und Mitarbeitern, die über keine dreijährige Ausbildung verfügen, unter der Verantwortung von Pflegefachkräften erfolgt (z. B. Unterstützung der Versorgung von MRSA-Trägern).«*

Mehr lässt sich den QPR nicht entnehmen. Somit ist klar, dass auch Nichtfachkräfte die Behandlungspflege durchführen dürfen, wenn sie befähigt sind und die Fachkräfte beteiligt sind. Das sind sie immer, wenn es um die Delegation geht.

Fazit **Auch Nicht-Fachkräfte dürfen Behandlungspflege ausüben**

Es gibt auch in der neuen vollstationären QPR keinen einzigen Hinweis darauf, was eine Nicht-Fachkraft darf und was nicht. Wer keine formelle Qualifikation besitzt, kann durch eine Anleitung oder Schulung dennoch in die Lage versetzt werden, eine Behandlungspflege durchzuführen.
Die ambulanten Dienste müssen sich stets an ihre Versorgungsverträge halten, die die Frage zur Qualifikation für jede Behandlungspflege verbindlich regelt.

[57] QPR vollstationär, S. 106

89. Fehler: **Annahme, die verantwortliche Pflegefachkraft müsse vollzeitbeschäftigt sein**

Die verantwortliche Pflegefachkraft, auch PDL genannt, hat eine verantwortungsvolle Position. Sie hat für die Pflegequalität einzustehen, die Pflege bedarfsgerecht zu organisieren, die Versorgung sicherzustellen, den Pflegeprozess zu überwachen und vieles andere mehr. Aber muss sie dafür vollzeitbeschäftigt sein? Klare Antwort: Nein.

Es ist durchaus möglich, einen geringeren Stundenumfang anzusetzen, z. B. wenn ein ambulanter Dienst, eine stationäre oder teilstationäre Einrichtung nur 20 Kunden hat. Die Leitung der Pflege kann und wird hier sicher entweder in geringerem Umfang beschäftigt sein oder in der direkten Pflege mitarbeiten müssen.

Info

Es gibt kein Gesetz, das den Stundenumfang einer verantwortlichen Leitung regelt, weder in welchem Umfang sie die Leitungstätigkeit ausübt noch ob sie in der direkten Pflege tätig ist.

Die Regelungen bezüglich des Beschäftigungsumfangs ergeben sich allein aus dem Versorgungsvertrag der Einrichtung, der Vergütungsvereinbarung. Also sind solche Regelungen immer Einzelfälle. So ist das in vielen Berliner Einrichtungen der Fall. Dort ist pro 100 Bewohner eines Pflegeheims eine Vollzeitstelle für die verantwortliche Leitung der Pflege vorzuweisen, weil dies vertraglich verankert ist. Diese 100 Prozent können aber natürlich auch auf zwei Pflegedienstleitungen verteilt werden, bei der eine 60 Prozent, die andere 40 Prozent oder ähnlich arbeitet.

Fazit **Es zählt der Wille des Betreibers**

Der Betreiber einer Einrichtung entscheidet im Einzelfall, in welchem Umfang die verantwortliche Leitung der Pflege beschäftigt wird, sofern die Rahmenverträge des Landes oder der Versorgungsvertrag der Einrichtung nichts anderes vorschreibt

Auch in den QPR ist der Beschäftigungsumfang nicht geregelt. Unter der Prüffrage »6.1 Qualifikation der und Aufgabenwahrnehmung durch die verantwortliche Pflegefachkraft« ist erläutert: »*Zu prüfen ist, ob die Anforderungen an die Qualifikation der verantwortlichen Pflegefachkraft und deren Stellvertretung sowie Anforderungen an die Regelung ihrer Aufgabenbereiche erfüllt werden. Zu prüfen ist ferner, ob die verantwortliche Pflegefachkraft ihre Aufgaben wahrnimmt und ob sie für eine angemessene Dienstorganisation Sorge trägt.*«[58] Sie sehen, es ist keine klare Bestimmung hinterlegt.

90. Fehler: Annahme, die stellvertretende Leitung könne geringfügig beschäftigt werden

Wenn die Voraussetzung zur Übernahme der Aufgabe als verantwortliche Leitung geklärt ist, gibt es noch Anmerkungen zur stellvertretenden Leitung.

Die Grundlage ist natürlich der vorliegende Versorgungsvertrag einer jeden Pflegeeinrichtung nach § 72 SGB XI. Hier wird nichts weiter zur Stellvertretung verlangt. Weder muss diese eine Weiterbildung besitzen noch zu einem bestimmten Prozentsatz beschäftigt sein. Die QPR vollstationär führt unter der Frage 6.1. lediglich auf: »Steht die stellvertretende verantwortliche Pflegefachkraft in einem sozialversicherungspflichtigen Beschäftigungsverhältnis?«

Das bedeutet: Eine stellvertretende Leitung kann nicht geringfügig beschäftigt werden, weil sie damit eben nicht in einem sozialversicherungs-

[58] QPR vollstationär, S. 116

pflichtigen Beschäftigungsverhältnis steht. So ist es u.a. Kennzeichen einer geringfügigen Beschäftigung, dass der Arbeitnehmer sich auf Antrag von der Rentenversicherungspflicht befreien lassen kann.

91. Fehler: Annahme, es gäbe verbindliche Vorschriften über die Anzahl der Mitarbeiter

Viele Pflegekräfte sind der Meinung, sie wären zu wenige im Dienst. Das gilt für den ambulanten Bereich, wo Pflegekräfte meinen, die Tour sei zu üppig mit Kunden bestückt. Aber auch für den stationären Bereich, wenn Pflegekräfte sagen, sie seien zu wenige, um die Versorgung der Bewohner sicherzustellen. Bestärkt werden solche Aussagen dann häufig bei MDK-Prüfungen, wenn die Prüfer sich über die vorhandene Zahl an Pflegekräften äußern. Zum Beispiel mit den Worten, dass eine Nachtwache keine 50 oder 60 Bewohner versorgen könne.

Bereits zu Beginn der Pflegeversicherung hatten die meisten Bundesländer keine Personalschlüssel mehr. Danach war lange Zeit die Anzahl der Mitarbeiter nicht mehr vorgeschrieben. Nach Jahren ohne klare Vorgaben über die Anzahl von Mitarbeitern wollten viele Einrichtungen und auch Kassenverbände wieder zurück zu der alten Regelung und führten die Pflegeschlüssel zumindest stationär wieder ein. Das bedeutet, dass für eine bestimmte Anzahl Pflegebedürftiger (abhängig vom Pflegegrad) eine entsprechende Mitarbeiterzahl eingesetzt wird. Diese Zahl ist aber absolut einrichtungsabhängig.

In Einrichtung A kann der Pflegeschlüssel wie folgt aussehen:
- Pflegegrad 1 1 : 13
- Pflegegrad 2 1 : 5,2
- Pflegegrad 3 1 : 2,7
- Pflegegrad 4 1 : 1,6
- Pflegegrad 5 1 : 1,3

In der nächsten Einrichtung ist der Schlüssel ganz anders, deutlich besser oder schlechter.

Ambulant sieht die Welt etwas anderes aus: Hier werden für den Pflegebereich in aller Regel keine Vereinbarungen getroffen. Lediglich zum Abschluss eines Versorgungsvertrages ist ein gewisser Mitarbeiterstamm vorzuhalten. Beispiel Berlin: Dort braucht man schon acht Fachkräfte, um einen Betrieb zu eröffnen. Dass in Berlin deshalb kaum noch ambulante Dienste gegründet werden, versteht sich wohl von selbst, ist aber vermutlich auch das Ziel der Kassen.

92. Fehler: Annahme, Mitarbeiter müssten jährlich fortgebildet werden

Fortbildung ist eine Verpflichtung für jeden Mitarbeiter in der Pflege. Dies ergibt sich für examinierte Fachkräfte aus ihrer Berufsordnung. Für die anderen Mitarbeiter ergibt es sich aus der Verpflichtung der Einrichtung, die dafür Sorge zu tragen hat, dass alle Mitarbeiter fortgebildet werden.

Allerdings ist die Fortbildungsverpflichtung in der stationären und ambulanten Pflege zwar unterschiedlich, aber in der neuen vollstationären QPR nicht mehr vorgeschrieben.

Für ambulante Dienste heißt es nun im Bericht der Experten[59]: *»Somit verbleibt als letztes noch nicht bearbeitetes Thema aus dem ersten Zwischenbericht die »Fortbildung«. Sie wurde als eigenes Thema der Qualitätsprüfung verworfen, weil eine isolierte Betrachtung von Fortbildungen wenig sinnvoll erscheint und in der Tendenz auf eine Prüfung von Fortbildungsplänen und ähnlichem hinauslaufen würde. Sinnvoller erscheint demgegenüber eine integrierte Betrachtung im Zusammenhang mit der Behebung von Qualitätsdefiziten, bei deren Bearbeitung Fortbildungen eine wichtige Rolle spielen können.«*

In den neuen vollstationären QPR findet sich das Wort »Fortbildung« gar nicht. Wohl ebenfalls damit begründet, dass eine Fortbildung für nichts garantiert und schon gar nicht eine Pflichtfortbildung.

---

[59] Büscher et al. 2018, S. 73

Eine Fortbildung garantiert kein Wissen. Nicht jeder, der einen Führerschein hat, kann auch Auto fahren.

93. Fehler: Ambulante Dienste beraten nur im Rahmen ihres Auftrags

Die Beratung ist eine gesetzliche Verpflichtung. Jede Pflegekasse, jede MDK-Geschäftsstelle, jede ambulante, teil- und vollstationäre Einrichtung muss ihr nachkommen.

Die Pflegekassen haben, auch über die eigene Leistung hinaus, über alle Sozialgesetzbücher zu beraten oder auf entsprechende Stellen zu verweisen. Der MDK muss bei Qualitätsprüfungen beratend tätig werden, z. B. wie festgestellte Mängel zu beheben sind. Die Leistungserbringer (ambulante, teil- und vollstationäre Einrichtungen) müssen ihre Kunden ebenfalls umfassend beraten:

- In stationären Einrichtungen wird der Bewohner über kritische Pflegebereiche oder Verhalten beraten.
- Angehörige werden über die pflegerische Versorgung beraten.
- Ambulante Dienste beraten über die Anleitung bei pflegerischen Hilfen und Risiken in der Versorgung.

Die Beratung ist vielfältig und übersteigt bisweilen sicherlich auch die Möglichkeiten einer Einrichtung oder der Mitarbeiter. Dann allerdings müssen sie den Kunden (bevor möglicherweise eine falsche Beratung erfolgt) an weiterführende Stellen verweisen. Eine Hilfsmittelberatung macht eventuell besser das Sanitätshaus; eine Beratung über Wohngeld besser die entsprechende Stelle im Amt.

In den Empfehlungen im Abschlussbericht für die ambulanten QPR wird zu folgenden Fragen eine Beratung empfohlen:

- 2.2 Unterstützung bei beeinträchtigter Kognition
  - Pflegende Angehörige erhalten eine systematische Beratung und Anleitung, um den pflegebedürftigen Menschen wirksam zu unterstützen.[60]
- 2.3 Unterstützung im Bereich der Kommunikation...
  - Gegenstand der Prüfung sind Maßnahmen zum Erhalt und zur Förderung der Kommunikation, einschließlich der Beratung und Anleitung der Angehörigen.[61]
- 2.4 Unterstützung bei Verhaltensauffälligkeiten und psychischen Problemlagen
  - Erhalten die Angehörigen eine Beratung und Anleitung von den Mitarbeitern des ambulanten Pflegedienstes, die auf die individuelle Lebenssituation zugeschnitten ist?[62]
- 2.5 Unterstützung bei der Körperpflege
  - Werden Auffälligkeiten des Hautzustands bei der Durchführung der Körperpflege und ggf. der Beratung der Angehörigen berücksichtigt?[63]
- 2.9 Anleitung und Beratung pflegender Angehöriger zur Verbesserung der Pflegekompetenz[64]
- 2.10 Anleitung und Beratung des pflegebedürftigen Menschen zur Verbesserung der Selbstpflegekompetenz[65]
- 4.2 Erfassung von und Reaktion auf Anzeichen von Gewalt, Vernachlässigung, Unterversorgung
  - Im Mittelpunkt steht weniger die Qualitätsbewertung, sondern eher die gemeinsame Beratung möglicher Handlungsstrategien im konkreten Fall.[66]

---

60 Büscher et al. 2018, S. 13
61 Ebd., S. 15
62 Ebd., S. 17
63 Ebd., S. 19
64 Ebd., S. 27
65 Ebd., S. 29
66 Ebd., S. 40

Fazit **Beraten und nachweisen**

Wer berät, sollte dokumentieren, wie und in welchem Umfang er das getan hat. So kann er nachweisen, dass er seiner Verpflichtung nachgekommen ist und dass die Beratung anders verlief, als der Kunde es später umgesetzt hat.

Der Zeitpunkt der Beratung, die Gesprächspartner sowie die Beratungsinhalte und die evtl. Ablehnungen der notwendigen Maßnahmen sollte nachvollziehbar dokumentiert sein (▸ Tabelle 4).

Tabelle 4: Beispiel eines Beratungsprotokolls

Datum	Gesprächspartner bei der Beratung	Beratungsinhalt	Notwendige Maßnahme	Ergebnis und/oder Ablehnung	Hz
17.1.	Fr. S. und Ehemann	Überforderung	Hr. S. sollte seine Frau nicht nachts allein zur Toilette bringen	Fr. S. ist einverstanden einen Toilettenstuhl neben das Bett zu stellen	
20.1.	Fr. S. und Sohn	Überforderung	Der Ehemann ist teils ungehalten und laut, weil er überfordert scheint	Der Sohn kümmert sich darum ,dass sein Vater in die Angehörigengruppe geht und eine Fortbildung »Überforderung« besucht	
14.3.	Fr. S. und Sohn	Sturz	Badezimmerläufer sollte weg.	Fr. S und Sohn haben Klettband besorgt, Teppich bleibt liegen.	JK

Datum	Gesprächspartner bei der Beratung	Beratungsinhalt	Notwendige Maßnahme	Ergebnis und/ oder Ablehnung	Hz
16.6.	Fr. S. und Sohn	Schmerz	Fr. S klagt morgens über Anlaufschmerz, sie könnte den Arzt um Therapieanpassung fragen. Und sie könnte schauen, ob ihr Wärme oder Kälte auf den Knien gut tut oder sonst etwas hilft.	Fr. S. will keine Tabletten nehmen, sie sagt, sie reibt sich abends mit Franzbranntwein ein und Kräutersalbe.	FH
3.5.	Fr. S.	Kontraktur	Fr. S. sollte tagsüber mehr gehen und sich aufrichten, um Kontrakturgefahr der Hüfte und Knie zu verringern.	Fr. S. sagt, sie bewege sich genug, sie habe ihr Leben lang gearbeitet und jetzt reicht es.	GT
16.7.	Fr. S.	Flüssigkeit	Fr. S sollte sich ins Wohnzimmer immer eine Flasche Wasser oder Kanne Tee stellen, sodass sie immer ein Getränk in Reichweite hat und darauf achten, dass diese abends leer ist.	Fr. S. hält das für eine gute Idee und bittet die Schwestern, mit daran zu denken.	JK
16.7	Fr. S und Sohn	Ernährung	Fr. S. isst sehr einseitig, meist nur Brot, wenig warme Speisen. Fr. S. könnte Essen auf Rädern bekommen oder die Angehörigen könnten vorkochen.	Fr. S. möchte kein Essen auf Rädern. Der Sohn sagt, er wolle wenigstens 2x die Woche Essen vorbeibringen, das sich die Mutter aufwärmen kann.	JK

Datum	Gesprächspartner bei der Beratung	Beratungsinhalt	Notwendige Maßnahme	Ergebnis und/ oder Ablehnung	Hz
16.7.	Fr. S. und Sohn	Ausscheidung	Fr. S geht nachts allein auf die Toilette. Das ist nicht ungefährlich, deshalb wäre es besser, sie ginge auf den Toilettenstuhl. Das meint auch der Sohn.	Fr. S. will den Toilettenstuhl nicht im Zimmer haben, sie sagt sie fühle sich durchaus in der Lage, die Toilette aufzusuchen.	JK
16.7	Fr. S. und Sohn	Demenz	Fr. S. hat keine diagnostizierte Demenz, sie ist nur etwas vergesslich. Es wurde ihr geraten, ihren festen Tagesablauf beizubehalten, das gibt Sicherheit. Ihr wurde auch angeboten, Kontakt zur Nachbarschaftshilfe und der Tagespflege aufzunehmen, damit sie ggf. dort mehr Ansprache und auch Abwechslung hat.	Fr. S. sagt, sie wolle keine fremden Leute im Haus und sie gehe unter keinen Umständen außer Haus oder in die Tagesstätte, dort seien nur alte Leute und »Verrückte«. Sie sagt, sie beschäftige sich selbst, sie brauche niemanden.	JK

94. Fehler: **Beratungsprotokolle sind Pflicht**

Immer wieder gibt es bei Prüfungen Ärger, weil Beratungsprotokolle nicht vorliegen, nicht aktualisiert wurden oder veraltet sind. Aber wo steht, dass die Beratung in einem separaten Formular nachgewiesen werden muss? Weder in den QPR ambulant noch stationär ist dies verlangt.

Es ist also der Prüfer, der meint, es müsste zwingend ein Formular für die Beratung geben. Sicherlich ist es übersichtlicher, wenn es (wie im vorangegangenen Fehler beschrieben) ein Formular gibt, das kompakt über die Risiken und dazugehörigen Beratungen Auskunft gibt. Aber die Beratung kann, wie auch immer geartet, in welcher Art und Weise dokumentiert sein, Hauptsache: nachgewiesen. Die Beratung kann im Pflegebericht dokumentiert sein: »Frau K. wurde beraten, ihre Beine mittags hochzulegen um Ödembildung zu vermeiden und den Druck zu entlasten.«

Die Beratung kann in der Pflegeplanung oder SIS® hinterlegt sein (AEDL Feld 2 oder SIS® Themenfeld 2): »Frau O. weiß, dass sie ihren Rollator immer nehmen soll, ist dahingehend beraten.«

Fazit **Es gibt keinerlei Vorschrift**

Machen Sie die Beratung individuell und schreiben Sie sie dort auf, wo Sie es in Ihrer Einrichtung für richtig halten.

95. Fehler: **Beratung darf nicht älter als ein Jahr sein**

Wie gerade beschrieben gibt es einige Irrtümer über die Art und Weise der Beratung. Und wie alt darf denn die Beratung sein, wann und wie oft muss man mit Klienten über vorliegende Probleme sprechen?

Es gibt in den QPR keinerlei Vorschriften dazu. In den alten QPR für die ambulante Pflege findet sich lediglich ein Hinweis, um was sich die Beratungen drehen, welche Themen beraten werden müssen. Keinesfalls aber wie oft.

Tipp

Auch wenn es keine Vorschrift darüber gibt, wie oft zu welchen Problemen beraten werden muss, sollte Ihre Beratung aber immer aktuell zur Situation passen. Ist ein Klient in der vergangenen Woche gestürzt, ist eine Beratung zu einem Sturz aus dem letzten Jahr veraltet und wenig brauchbar.

96. Fehler: **Stationär muss man Beratungsprotokolle führen**

In den vollstationären QPR wird das Wort »Beratung« im Zusammenhang mit dem Bewohner nicht einmal erwähnt. Wie soll also eine Vorschrift dazu existieren, wie und wann die Beratung stattzufinden hat?

Die Beratungspflicht für stationäre Einrichtungen ergibt sich nicht aus der Qualitätsprüfung, sondern ausschließlich aus den Expertenstandards (▶ 82. Fehler: Alle Expertenstandards werden sofort umgesetzt).

Beraten Sie individuell und schreiben Sie die Informationen in die Dokumentation oder ein Beratungsprotokoll. Sie tun das zu Ihrer eigenen Absicherung, nicht für den MDK.

97. Fehler: Annahme, es gäbe unterschiedliche Regelungen beim MDK

In jedem Bundesland und sogar in jedem Gebiet oder in jeder Stadt höre ich von Teilnehmern meiner Seminare oder von Pflegepersonen/-kräften bei Begutachtungen, dass der MDK-Mitarbeiter das aber ganz anders gesagt habe. Und selbst dieselbe Einrichtung erlebte in der Vergangenheit: Zwei Prüfer = zwei Meinungen.

Nun kann ich im Einzelfall nicht wissen, was der einzelne MDK-Mitarbeiter gesagt hat, als er vor Ort war. Manches mag auch auf Missverständnissen zwischen den Beteiligten beruhen. Aber es ist mir auch selbst schonpassiert, dass ich MDK-Prüfer traf, die eine Frage aus dem Prüfkatalog nicht anhand der gültigen QPR bewerteten, sondern einfach frei interpretierten. Natürlich lassen die QPR an einigen Stellen auch Interpretationen zu. Diese Mehrdeutigkeit in den QPR führt aber nicht zwangsläufig dazu, dass der MDK seine eigenen Spielregeln aufstellen könnte.

Im Gegenteil, Worte wie »regelmäßig« lassen Handlungsspielraum. Wenn der Prüfer beispielsweise sagt, die Freiheitseinschränkende Maßnahme müssen halbjährlich überprüft werden, antworten Sie nur: »Das ist nirgends festgelegt und jährlich ist auch »regelmäßig«.«

Es empfiehlt sich dringend, immer in den gültigen Prüfgrundlagen nachzulesen, wo welche Aussage zum fraglichen Punkt steht. Darüber hinaus können Sie den MDK-Mitarbeiter vor Ort fragen, wo das, was er gesagt hat, denn geschrieben stehe. Immer dann, wenn Ihnen jemand sagt, bei ihm sei das anders, weisen Sie bitte darauf hin, dass das Prozedere zur verpflichtenden Qualitätsprüfung nach SGB XI in Deutschland gleich ist: von Flensburg bis Passau, von Dresden bis Saarbrücken. Es gibt nur ein SGB XI für alle und nur die QPR, unterteilt in ambulant und stationär.

Was nicht geschrieben steht, ist immer in zwei Richtungen interpretierbar und somit auch beiderseits anfechtbar.

Info
Es gibt nur eine QPR für die stationäre Pflege und eine für die ambulante Pflege, nicht in jedem Bundesland eine. Alle Angaben sind verbindlich. Sie und die Prüfer müssen sich daran halten. Somit ist die wichtigste Frage,wenn ein Prüfer vor Ort ist »Wo steht das?«

98. Fehler: **Annahme, die Privaten prüften besser**

Seit einigen Jahren prüft nicht mehr der MDK allein. Die Privatkassen (PKV) haben bei 10 Prozent der Pflegeeinrichtungen das Recht zu prüfen. Aktuell gibt es 11.241 stationäre, 4.565 Tagespflegen und 14.050 ambulante Dienste[67]. Also werden nach Statistik 1.124 stationäre, 456 Tagespflegen und 1400 ambulante Dienste vom PKV Prüfteam geprüft.

Ich kenne Einrichtungen, die die Prüfer von der PKV in höchsten Tönen loben , aber auch welche, die am Prüfteam der PKV kein gutes Haar lassen. Das Gleiche gilt für die Prüfer der Gesetzlichen Kassen, den MDK. Es liegt also nicht an der Institution MDK oder PKV, sondern vielmehr an den Mitarbeitern, die diese Institution vertreten.

Das der Prüfkatalog für alle gleich ist, dürfte es in der Prüfung keine Abweichungen innerhalb der Institutionen geben, zumindest nicht, wenn sie wichtigsten Fragen bei einer Prüfung stellen: »Wo steht das?«

[67] Zahlen und Fakten zur Pflegeversicherung des BMG vom Mai 2019

99. Fehler: Alle Empfehlungen des MDK werden sofort umgesetzt

MDK-Prüfungen haben in der Regel immer das gleiche Ergebnis: Empfehlungen! Diese sind nicht selten eine lange Liste mit Schwächen oder Mängeln. Bei einigen Empfehlungen kann man darüber nachdenken, ob die Feststellungen zutreffen und tatsächlich ein Handlungsbedarf vorliegt.

Hören Sie beim Abschlussgespräch aufmerksam zu, schreiben Sie ein Protokoll über die Feststellungen der Prüfer. Aber erwarten Sie nicht, dass das Gesagte aus dem Abschlussbericht auch im Prüfbericht steht.

Warten Sie, bis der Bericht von den Kassen (Ihrem Vertragspartner) kommt. Lesen Sie aufmerksam, was darin steht. Empfehlungen lassen Sie auf sich wirken und prüfen, ob diese Ihre Dienstleistungen voranbringt oder Ihnen einen Vorteil bringt. Bei den Auflagen jedoch gilt: Die festgestellten Mängel müssen binnen der im Bericht genannten Frist beseitigt werden.

Tipp

Übernehmen Sie auf keinen Fall alles, was vom MDK kommt. Sie können sich jeden Vorschlag und jede Empfehlung anhören, sollten aber abwägen, ob dies ein Muss oder ein Wunsch des MDK Mitarbeiters ist. Wenn Sie auf jeden Prüfer hören, werden Sie jedes Jahr Ihre Marschrichtung ändern und das, obwohl es auch nächstes Jahr der gleiche Prüfkatalog ist.

100. Fehler: **Die Einrichtung ignoriert Empfehlungen des MDK**

Wie gerade beschrieben, ist den Empfehlungen des MDK nicht zwingend Folge zu leisten. Schließlich sind es einerseits Empfehlungen und andererseits muss einer Umsetzung eine gesetzliche Bestimmung zugrunde liegen. Das ist in manchen Fällen aber nicht so.

Dennoch darf man als Einrichtung oder Leitung nicht einfach alle Empfehlungen und Anmerkungen des MDK ignorieren. Der MDK steht für die Fachkompetenz und -beratung der Pflegekassen und diese wiederum sind die Vertragspartner der Einrichtungen.

Wenn der MDK eine Empfehlung ausspricht, will die Pflegekasse diese in der Regel umgesetzt wissen. Natürlich ist dieser Wille der Kasse nicht so weit auszulegen, dass Einrichtungen diesem immer folgen müssten. Auch bei dem Wunsch der Pflegekassen gilt die wichtigste aller Fragen: Wo ist das gesetzlich geregelt und wo kann ich das nachlesen?

Fazit **Es geht schließlich um die Qualität**

Jede Einrichtung ist verpflichtet, die Qualität zu sichern und weiterzuentwickeln. Deshalb darf eine Pflegekasse vom Vertragspartner durchaus erwarten, dass er sich nach vorn bewegt und nicht jahrelang auf einem Niveau verharrt.

Literatur

Büscher A, Wingenfeld K et al. (2018): Entwicklung der Instrumente und Verfahren für Qualitätsprüfungen nach §§ 114 ff. SGB XI und die Qualitätsdarstellung nach § 115 Abs. 1a SGB XI in der ambulanten Pflege. Abschlussbericht vom 20. 8. 2018, S. 67. Im Internet: www.pflege-prozess-beratung.de/wp-content/uploads/2019/01/Abschlussbericht-Qualit%C3%A4tspr%C3%BCfung-ambulant.pdf

Bundesministerium der Justiz und für Verbraucherschutz(2009): Heimgesetz in der Fassung vom 5. November 2001 (BGBl. I S. 2960), geändert durch Artikel 17 des Gesetzes zur Einordnung des Sozialhilferechts in das Sozialgesetzbuch vom 29. Juli 2009 (BGBl. I S. 3022). Im Internet: http://www.gesetze-im-internet.de/heimg/

Bundesministeriums der Justiz und für Verbraucherschutz Strafgesetzbuch (StGB) StGB Ausfertigungsdatum: 15. 05. 1971 Vollzitat: »Strafgesetzbuch in der Fassung der Bekanntmachung vom 13. November 1998 (BGBl. I S. 3322), das zuletzt durch Artikel 2 des Gesetzes vom 19. Juni 2019 (BGBl. I S. 844) geändert worden ist«

Bundesministerium der Justiz und für Verbraucherschutz (2018): Betreuungsrecht. Im Internet: https://www.bmjv.de/SharedDocs/Publikationen/DE/Betreuungsrecht.html

Der Bevollmächtigte der Bundesregierung für Pflege & EinSTEP (2017): Informations- und Schulungsunterlagen zur Einführung des Strukturmodells in der ambulanten, stationären und teilstationären Langzeitpflege. Version 2.0. Im Internet: https://www.ein-step.de/

DNQP (2015): Expertenstandard Pflege von Menschen mit chronischen Wunden. 1. Aktualisierung. Osnabrück.

Gesetz über den Verkehr mit Arzneimitteln (Arzneimittelgesetz AMG) AMG Ausfertigungsdatum: 24. 08. 1976 Vollzitat: "Arzneimittelgesetz in der Fassung der Bekanntmachung vom 12. Dezember 2005 (BGBl. I S. 3394), das zuletzt durch Artikel 1 des Gesetzes vom 18. Juli 2017 (BGBl. I S. 2757) geändert worden

Gesetz über das Apothekenwesen (Apothekengesetz - ApoG) ApoG Ausfertigungsdatum: 20. 08. 1960 Vollzitat: »Apothekengesetz in der Fassung der Bekanntmachung vom 15. Oktober 1980 (BGBl. I S. 1993), das zuletzt durch Artikel 41 des Gesetzes vom 29. März 2017 (BGBl. I S. 626) geändert worden ist«

Inqa (o. J.). Entbürokratisierung in der Pflege. Berlin.

Maßstäbe und Grundsätze für die Qualität, die Qualitätssicherung und -darstellung sowie für die Entwicklung eines einrichtungsinternen Qualitätsmanagements nach § 113 SGB XI in der vollstationären Pflege vom 23. 11. 2018, im Internet: https://www.aok-gesundheitspartner.de/bund/pflege/qualitaet/mug/index.html

Ostermann (1928): Krankenpflegelehrbuch. Verlag Julius Springer, Berlin.

Vereinbarung nach § 115 Abs. 1a SGB XI über die Darstellung und Bewertung der Qualitätsindikatoren gemäß § 113 Absatz 1a SGB XI und der Ergebnisse aus Qualitätsprüfungen nach §§ 114 f. SGB XI

Qualitätsdarstellungsvereinbarung für die stationäre Pflege (QDVS) - vom 19. 03. 2019

Qualitätsprüfungs-Richtlinien für die vollstationäre Pflege (QPR vollstationär). Richtlinien des GKV-Spitzenverbandes1 über die Durchführung der Prüfung der in Pflegeeinrichtungen erbrachten Leistungen und deren Qualität nach § 114 SGB XI für die vollstationäre Pflege vom 17. Dezember 2018

Richtlinien des GKV-Spitzenverbandes für die Qualitätsprüfung in Pflegeeinrichtungen nach § 114 SGB XI Vollstationäre Pflege vom Mai 2019

Medizinischer Dienst des Spitzenverbandes Bund der Krankenkassen e.V. (MDS) & GKV-Spitzenverband (2016): Richtlinien des GKV-Spitzenverbandes zur Begutachtung von Pflegebedürftigkeit nach dem XI. Buch des Sozialgesetzbuches. Essen

Mochink T (2013): Pflegedokumentation. Einsicht nur bei Einverständnis. In: CAREkonkret, 40/2013. Vincentz, Hannover.

Pick P (2005): »Wohin mit Oma«. In: Spiegel Heft 19/2005. Gruner und Jahr, Hamburg.

Sander A (Hrsg.) (2002): Fünftes Buch Sozialgesetzbuch (SGB V). 5. Auflage. Editio Cantor, Aulendorf.

Sozialgesetzbuch (SGB) – Elftes Buch (XI) – Soziale Pflegeversicherung (Artikel 1 des Gesetzes vom 26. Mai 1994, BGBl. I S. 1014) SGB 11 Ausfertigungsdatum: 26. 05. 1994 Vollzitat: »Das Elfte Buch Sozialgesetzbuch

– Soziale Pflegeversicherung – (Artikel 1 des Gesetzes vom 26. Mai 1994, BGBl. I S. 1014, 1015), das zuletzt durch Artikel 1 des Gesetzes vom 17. Dezember 2018 (BGBl. I S. 2587) geändert worden ist«

Wingenfeld K et al. (2018): Entwicklung der Instrumente und Verfahren für Qualitätsprüfungen nach §§ 114 ff. SGB XI und die Qualitätsdarstellung nach § 115 Abs. 1a SGB XI in der stationären Pflege. Abschlussbericht: Darstellung der Konzeptionen für das neue Prüfverfahren und die Qualitätsdarstellung vom 3. September 2018, S. 251ff.

Register